Keep Your Mind Sharp! Strengthen Memory, Focus, and Communication

Disclaimer: This publication is intended for educational and informational purposes only.

It is not intended to diagnose, treat, cure, or prevent any condition or substitute professional medical advice.

Always consult with a licensed healthcare provider, therapist, or specialist before starting any exercises, techniques, or practices mentioned in this book.

The author and publisher disclaim any liability for outcomes resulting from the use of this material.

Copyright ©2025 by Life Daily Style

All rights reserved. No part of this publication may be reproduced, distributed, or transmitted in any form or by any means, including photocopying, recording, or other electronic or mechanical methods, without the prior written permission of the publisher, Life Daily Style.

Thank You
for choosing this

Activity Book

It is packed with many insightful and challenging activities designed to keep you immersed and entertained for hours to attain some calmness and relaxation. The variety of activities in this workbook is intended to provide a refreshing way to test different parts of your brain so you are always engaged, curious about the next challenge and eased off any stress.

TABLE OF CONTENTS

WORD SEARCHES WITH SOLUTIONS

WORD SCRAMBLE WITH SOLUTIONS

VISUAL DISCRIMINATION

MAZES WITH SOLUTIONS

WORDOKU PUZZLE WITH SOLUTIONS

SUDOKU PUZZLE WITH SOLUTIONS

TRACING SHAPES

TONGUE TWISTERS

WORD SEARCH

Instructions

You have to find all the listed words in the grid. The hidden words can be positioned in one of eight possible directions horizontally, vertically, or diagonally (left to right, right to left) but always on one straight line.

Word Search 1

```
C O M F O R T V T V K Q U M H
B X J O V V O F S H M Y B M G
O A Z U L U R S D T E V X E U
D N E Y T F E S N H R R N A G
H U X K Y R C M W Y E T A U C
I R P G G O O Y H A L A T P G
D S Q O O B V K K E Y I L X Y
N E R E I T E S G U V Q D T F
T P B L J K R S T Q S Z F J H
A F I T Q Z Y V A R S Y H Z T
T T X L T R B L O N O S C G H
Y W A L W B Y D I C C K P Z H
C Q X N S S S A S M G E E F S
C N U T E D F M J O A V G V W
A G B D W N V H W T A F J A D
```

COMFORT NURSE
FAMILY PROGRESS
GENTLE RECOVERY
HEALTH STROKE
MOBILITY THERAPY

Word Search 2

```
P R T M S G G J T J T Y M L R
S J E S X T Z W H B E N P D L
N E R S K S R U E D E J Q L M
O D Q P I H E O U Y Q I M H N
I X N R O L E T P X S X E U T
T I K C E S I X I P B H M Y U
A T K U P T I E E E U X O K T
C Y S E A Y H T N R V S R G S
I C A R W L U G I C C Z Y N Y
N P G N Y E B J U V E I U U G
U E C N E I T A P A E Y S W W
M Z I G L Y H D I F L U Z E M
M W F O M Z U D V P R A Y O R
O N S X V N O H T B X L B G K
C Q B H T G N E R T S X V P Z
```

COMMUNICATION   PATIENCE
EXERCISE   POSITIVE
GRATITUDE   RESILIENCE
LAUGHTER   STRENGTH
MEMORY   SUPPORT

Word Search 3

```
V J F C E S R D W T G B N A W
C Y P E C T Y W Y J R O W B K
J P E Q N V F Y O A I Q E D S
O J X S A Q J E F T X Q L Z M
U N K E L L L E A Y L S L P G
R U C Y A V R X W B O U N J D
N T Y C B I A Y R W J W E Q R
E R R E P L S X W Y D E S L Y
Y I L S E C H E R I S H S Q U
G T N R V K G B O N R E R S E
T I J A C C E P T A N C E M R
L O I N D E P E N D E N C E Q
G N P X I N O I T A V I T O M
Z T N D X G X L Q E Y U V C T
R I B I Z S G F N B Q U B N L
```

ACCEPTANCE JOURNEY
BALANCE MOTIVATION
CHERISH NUTRITION
INDEPENDENCE RELAXATION
INSPIRE WELLNESS

Word Search 4

```
G F I R E J U V E N A T E U J
X V A Z N C B J C B V T R Y B
S G Y I Q O L Y J O P I C K H
X S Q F T J I W Y A U N F G Z
U N B E Q H W T D Z D R N Y C
C H O M L J W A C N V I A N A
H Y B I D I F X L E L D Q G R
T T Q S S U M S T A N L E S E
U R M E V S F S E U H N C G U
E J L R C P A H M J C I O E H
B L G E A Q H P U Y O H S C M
K I R N W W F H M Q D E J U Q
F C H I E Z M M E O P M Y P B
P C E T G K F C O T C L C X A
N W W Y W E A V X Q A F B F X
```

ADAPT
COMPASSION
CONNECTION
COURAGE
FAITH

HEALING
REJUVENATE
SERENITY
SMILE
WARMTH

Word Search 5

```
Q P Y F R B H V J N O M W I S
S E T N E M E G A R U O C N E
F K S A W X I M H P P H O V U
G S X O O U G E I D B K O I N
D Q R S P U Z H H O V Y O M D
T S R O M R S Y P T M U K R E
X Q X X E D U T O K A I N B R
F V U N N L I P J H V E C N S
P Z I E O M L O G P B K R R T
Z Z I T I E M B R A C E P B A
H R D S A O D Y U L G S R M N
F I M F L L B G L K G T K T D
A P P R E C I A T E N G Q O I
F J B P U N E T Z V J D V A N
V C D G Q G O X Y F Q B O A G
```

APPRECIATE   FRIENDSHIP
BREATHE   OPTIMISM
EMBRACE   PURPOSE
EMPOWER   UNDERSTANDING
ENCOURAGEMENT   VITALITY

Word Search 6

```
S J E S Z Q Z O N Q K M L N M
J X F L E X I B I L I T Y Z X
E E P V A Y L X U F N I L V D
R V Z D Y D L T C J S S A T R
W V O X F O A G K G P X F P E
Y J Q L I K J P O Q I D E I F
P O S I T I V I T Y R C C V L
F D P O U L S Z C A A F H L E
V X E R I C E V G U T I Y O C
V E Z S W F G Y W J I I U A T
S H E I M C X B U R O B O Z R
M V K I N D N E S S N Z K N R
N S O E C N A R E V E S R E P
S S E N L U F D N I M W G H P
R F P V E I U A E W U T I T A
```

ADAPTATION
FLEXIBILITY
INSPIRATION
JOY
KINDNESS

LOVE
MINDFULNESS
PERSEVERANCE
POSITIVITY
REFLECT

Word Search 7

```
J S Z Z H P H O N E Y X Y B V
D J N T T C Q N G I O H Q H Q
U A B E I H D W E L U T Y K X
K C K L O R W G G P A M W O L
N K Q L V U I A D S P S S P K
B E G A O O C P V O H K S T N
Y T B W O K F D K Z Y O K E K
S E I G C P G E W F N S E D S
D S N Y Z H Y V E T C F F S G
W R F U W S T N O T E B O O K
D O D I X W V H J U W I Y I J
B L D W A T C H D P A A E O N
D A E T W T P L M P C S D J O
X B G P A C T W T Y U Z I V R
Y W N R E W W R U N Q E L S D
```

BAG
GLASSES
JACKET
KEYS
NOTEBOOK

PEN
PHONE
SHOES
WALLET
WATCH

Word Search 8

```
I O S D U H I T I S S U E G Y
W U O R K Q O W Q I E S X J O
U R V P U Z N W Z S H J E I K
W Z O J M F P P I I V T Z Y R
C R O W O A T D M K S H C K H
V E G I T D H Y I A B X Q B E
P N W Y N Z N S P K C X Y A H
U C H T O O T H B R U S H U P
C M G C L X T J H W Z E J U H
M K B F O O R R S Z N L Y V W
I L D R O M I H L O M Y O B T
R H R T E N B E A T A G L R P
R C J T J L W V G T N P G H V
O C P P W O L E P G F N F H Z
R J A D T R I A L X T U Y T S
```

COMB
HAT
MIRROR
SHAMPOO
SOAP

TISSUE
TOOTHBRUSH
TOOTHPASTE
TOWEL
UMBRELLA

Word Search 9

```
I N Q C U C K B J J K N Q U K
E U T O B C E H R I J R G O Z
A K D M D Q F E P W I B K B B
Y C Q W F U T Z J O W V Q D Y
G S A V D H H O H T T C H U C
C D Y L G X D X K M N P Z Y I
H B D I E H E C L O C K A U E
A C L D D N O F C R U E P L K
R P K Y Y T D S H L M S W P W
G R C M E E O A U O R N F A L
E X B C D T R N R N H S U R B
R O Z A R J A Z K G K J X V F
U O E W S E N O H P D A E H C
M J O J F J T I P E R F U M E
B I U Y T V A P J A I W J M B
```

BRUSH
CALENDAR
CHARGER
CLOCK
DEODORANT

HEADPHONES
LAPTOP
LIGHTER
PERFUME
RAZOR

Word Search 10

```
I D H S U N S C R E E N X H R
E G S U N G L A S S E S Y W S
F R J O K V J G A B D N A H A
O F K A F R Z A N G W C L U E
Z L M C Y N O K O L Z Q J W Q
A V S C B W C N T D I B T T U
C B H H A A C F E V F P A G U
Q G C E P L C F P O S R P R W
G S S K P S U R A F E S E R J
C F C X Z M I I D L E B M C N
B A C O E D J P P H J L C A B
B E H O F F X A C G X B J M V
B K H A V W T T I N T F B E W
J K Z T N S A C M J V E A R M
W K Z L O M O U B R I P L A M
```

BACKPACK
CAMERA
HANDBAG
LIP
MATCHES

NOTEPAD
STAPLER
SUNGLASSES
SUNSCREEN
TAPE

Word Search 11

```
N K O J H C R U N S M M B D T
C E G E Q G A C U T L E R Y Z
N R V S H P T L N V P Z F L X
C F Z F Z T F A C B D L A K A
H G Y P S F A T Y U M Y A E S
Y H B P G C I R N B L M N T Q
Y M M C C Q I V C H A A U B E
E B D Y P M I S W N T B T R W
B N O D C O K S S A M U G O F
O E F Q Q B H J V O T O Z J R
W E U U Z B E W K I R E A V C
L F J S L O F R A E A S R S O
K F B F A I O S I V V U W U D
Q O B V L F H G L A S S B Z Z
G C P M T A Y Z U E W Y Z T A
```

BOWL
CALCULATOR
COFFEE
CUTLERY
FORK
GLASS
MUG
PLATE
SCISSORS
WATER

Word Search 12

```
Q P C C X L I K D L K K F K Y
V J N R C J I E S G C I O L R
F W I K L B X F Y H I P K P G
I N K H O A K I I E F O B O L
M B P O T M O N J X L J R Z C
M M A D H R R K Y M L L Z N D
Y U N U E Z A H J W D G G N U
K M U H S R W S Y Y K D U U S
W A J C M S D D H R N M R O T
T V H P A G B H A O D C N R P
V Q L S M V J R R D D N H R A
B R O O M X W I F U U J U S N
S H U X N J T K B Y Q V I A W
E Z B M U S Y V S P O O N D L
K A O V C V B Q Y E O U A O O
```

BROOM
CLOTHES
DUSTPAN
IRON
KNIFE

LAUNDRY
NAPKIN
SPOON
TRASH
VACUUM

Word Search 13

```
R T H Q K N X Q Q S A T B A A
I E U N L U T P F X N I X S I
R M F W E H Z K W E H X F T O
O O A R K E Z B G V S D T Q S
N N H S I E G R V Z Y F Q M R
I S G S A G E N S A W M R I T
N C L H I T E E O K U A I C C
G O G B E D F R U P Y H M R J
C V U D C G H Z A J S J D O F
U E B V Y I V E D T K H V W G
T N A P Z P A N S P O J C A P
T L G S C T M M C I Y R D V O
I R Y R R Q E R M H S E L E T
N R D D C S B H W G R U G F S
G O B A Q Y H T E Z J N E B Z
```

CUTTING
DETERGENT
DISH
IRONING
MICROWAVE

OVEN
PANS
POTS
REFRIGERATOR
SPONGE

Word Search 14

```
U C H A I R H G I H K J C H X
A R E B I B U H U T K J D J Z
M E H B E R V A A W O L L I P
E Z W P Z S Z D S T T J S K E
J E K L P I H Q X F O V E Q M
G E H C O U C H C I B Q H V R
D R S B C E Q W F F X Z H E L
A F V I X I R E K A V P D B D
E R T J B E A O N A C N I V R
F V P Y T T B C N J E Y W M X
G J Q S O I W M G L E T J H D
U U A E R G G M B P L M X A G
P O J G A D L A M P B W R D O
T W Z A F F O B G J A H H V F
B W P U P K K Z Y S T A G H P
```

BLENDER   PILLOW
CHAIR   RUG
COUCH   TABLE
FREEZER   TEA
LAMP   TOASTER

Word Search 15

```
T R B Z C Q C K N J K W A J K
P Z E S Y P I C T U R E B T A
T T D K K U B K Z E A N T M T
T T G L S H T K M M S X J N C
M A T T R E S S N U W F A M J
D H C V I B D X Q B G L F H B
T E L E V I S I O N P O R L O
C A N D L E N W B T L A A E Y
S T R T A Z H T M B I N F X R
B X E J S A L A R M K Z Z J Q
Q B M F R O C B N E R F M M F
L O O S N H C E T L V L J Z M
D N T H I D E B L M L C F K O
P A E S P U C H L V K X G B V
Z R L M B Y A I R I C B M G K
```

AIR
ALARM
BED
BLANKET
CANDLE

MATTRESS
PICTURE
PLANT
REMOTE
TELEVISION

Word Search 16

```
Q L G E I F H B Z D Y M L T U
K X L D K R N D P P L P X V F
B E I D C J F S D E S K N F H
A X Y S T U D E N T A Y D F G
R J W B B Z C A X E G L W J H
U U S I O W N N H I I L J K M
M T A F M A F E I H W W E P I
X A M K O V R E C V W W Q A R
O F N Z U R K D Y T X Z O R G
E W H L S X S I E J F R V E M
T T O U E S M A S Y O F C N U
C G Z M U R C R B T L M R T C
Y C W M A H V B C J B Z B S C
K K Z N E N A O P G O D O F U
Q E C R Y Y D X D H Q T R A J
```

CHILD
DESK
DOCTOR
KEYBOARD
MAN

MOUSE
PARENT
STUDENT
TEACHER
WOMAN

Word Search 17

```
D A T N R X Q N E Q W G S A H
O S R S E J R Z Q G X F R Q E
T X Z T D I S T R A N G E R P
B F C E I N G D E M P J L T T
H O T R T S S H U G O L A Y O
V R S U V E T D B I J M T P B
M H T S I A L W T O K S I P Y
U G E C H E F H D D R Q V K P
S V W E P F F V T Z M C E G C
I Y G O Y F W M P A Y S A M J
C D W F C O D W P A F B U T N
I Q C Y H U L K D N E I R F O
A S F Q A B M P L B N R A G P
N H D F R P H J M Y W U V B J
M B L V W R V L Z E V E O B O
```

ARTIST
ATHLETE
BOSS
CHEF
EMPLOYEE
FRIEND
MUSICIAN
NEIGHBOR
RELATIVE
STRANGER

Word Search 18

```
V E C I L O P T C V M S V A B
S A T S I T N E I C S Z F O S
H B M Y Z F A R M E R N M K Z
S A E H L Y F R E T I R W E C
V D C B J J I B C P L V D J P
S S H O W I R Q G V I N B H Z
M K A Q M C E U J X X L L Y D
S Z N G W E F W X M T A O Q Q
W X I E G J I D O R D C W T N
A Y C Y X O G G G O N T P A G
A R H T Z K H I H T V R Q K R
B J Z S C O T C S C N E P Y Y
I F L I B S E Y K A T S W X G
D N C M R L R D E P W S U X X
M E Q O R E T N E P R A C O U
```

ACTOR
ACTRESS
CARPENTER
FARMER
FIREFIGHTER

MECHANIC
PILOT
POLICE
SCIENTIST
WRITER

Word Search 19

```
G O H O P H N C L S U U V B K
E N T R E P R E N E U R E Y D
G Q K T U R C C S W N N S P H
T R I S V Z Z U W H Y R R R U
S T B I F S N A G E B E F X U
M O H L S S I P I G S F S M D
R U I A S T Y I L I T B K E B
E R Z N E P A T D S G K X X T
M A B R B B N E I V C S C O F
O S O U A Q N P O R P O U X C
T B M O Z T A K G Q B R A L F
S X D J W R H Z T I I E H C V
U R L Z E Y A O H S K U L P H
C H I H J C A B T B Z W A E P
N B T E S E D Q L O F X K W C
```

CELEBRITY
COACH
CUSTOMER
ENTREPRENEUR
JOURNALIST

PRESIDENT
THERAPIST
TOUR
TOURIST
WAITER

Word Search 20

```
W H I U G W B F I J I O K N R
V E B Q O N Y J R T B A K E R
P A Q U N N Y T R C S V Z R P
V H C B V A S O L D I E R G L
P E O V E F I L E M X G C B U
W S O T K J C C K G A T H K M
D R V Q O C U T I R A Y O B B
C E G Y G G L A D R D L J W E
Y E T K I U R E C B T N L T R
T N X N B M N A N C C C F I P
A I U V F E N X P E Y Y E U V
I G O T R N B Y K H G E R L S
L N I T O F B J Y A E X B Q E
O E U H E W J T C Q C R X I U
R N N D T R N W O J J A B Q Y
```

BAKER
ELECTRICIAN
ENGINEER
GARDENER
PHOTOGRAPHER

PLUMBER
SOLDIER
TAILOR
TOWN
VILLAGE

Word Search 21

```
L Y B D P P E V E Y E L G B I
O Q T F T N V G B K A S D B H
Y C P N O G W S P C G O D O K
L M N K V T N C K P R Q S S R
C Y D I J M F H W G C P R B K
D W H Y P X Q O R L I T V W L
Y J J O K X D O S T N E X H B
T S E R O F D L A A C Q D N E
D L C C Y J Z L R I C I S R A
W U T O A M Z U F J L T H I C
L J H C I K A F M A L L O U H
A L X A A T O T N Q K R A P T
R M Y D S F Z S A G V U L P X
C C W E R E E W Y Q B D W P U
Z J R T B J P M L H Z E J A C
```

BEACH MALL
CAFE OFFICE
FOREST PARK
GYM RESTAURANT
HOSPITAL SCHOOL

Word Search 22

```
Q L W N T E S P P N S B C O S
B V D J E M R V R J O U E S U
O G S Y U G E D P L S L B V U
Z S R U G P B M H S P U M D M
U E S V O B C H O M A D A H I
H K U S G E Y I E S P F M J F
L W X X A U L T N K Q U O H A
X I E F N O B Q A E I U Z O I
K L B Y Y X U P O D M O E K R
M S O R S J D L A Z H A X O P
I W O D A M G T Y C V S T L O
F S D J Q R S N R T W K F R
J Z A R S O Y U I T A R K S T
N Z W Y Y I H N D I T R R C O
K E V V F C O J N X N Y L G B
```

AIRPORT
BUS
CHURCH
CINEMA
LIBRARY

MOSQUE
STADIUM
SYNAGOGUE
TEMPLE
TRAIN

Word Search 23

```
L O U W F H L G P O S L C N I
N Z Z O R Q T H Y N P T L R V
V U P O V D X G B E C X O S P
L E F K O O M A R K E T W R V
I U D E C H I Z N T L S T H E
X X K E G W F A Z C A T F H S
G A A J Y O B N I A T N U O M
L N R I S Y W V B Y R T Z L Q
U X F L U M U S E U M H J Z X
F H C A L V I X T U L Q K Q N
E G R X R X O R I V K S I J S
R T I Y V M E B K C V G T G L
E N V Z A S D I D G E L F L J
W X E Y E Q C Y J S T J U Y W
N S R D B C F X J C Y S H W N
```

DESERT   MUSEUM
FARM   OCEAN
LAKE   RIVER
MARKET   STORE
MOUNTAIN   ZOO

Word Search 24

```
Y B W L M U R E W M A Z V L B
P Y K Q M I R F N V S N J O Z
B R I D G E R E P Q Z L I L A
C T J P F O L F R Z U T V R L
N A E C V T B W Z F D N X R L
D G S K S V X K C F E D T Q E
Q C Z A N C O U N T R Y T X Y
J D C K U Q Y H S Q U A R E W
W A H A K T V I S U L J A E O
W T N E N I T N O C U E B E D
Z T G M R H O X I Z T N C N P
J F W B L O Y H T A L A A D C
Q S T R E E T G T F L L Y B Z
T Q N H L H T S N A S U O N F
D J G B J Y A X P I Y D B V S
```

ALLEY
BRIDGE
CASTLE
CONTINENT
COUNTRY

ISLAND
PALACE
SQUARE
STATE
STREET

Word Search 25

```
L H G X B T G Q L Z A F P J X
J A P A R T M E N T S W W Z P
I Z B U Q H T W P N R L R P C
P U B G R O H W Y C S E A B S
B Y J T H T T F F A L O D C U
O Q E L T H E P N C P V I K N
B U W L L L C N Y G E K O G U
P J N D D G F C C R A S P X V
O V G Y L X I H A E W R K D V
N V S I A B H P H T D P D V L
X Q T U B O O K O A N G Q E K
P K U S B D W Z U E J D P E N
R E T U P M O C S H A L S O D
R N P J I C H B E T F O L V T
U S S M T R O S E R E Y N H K
```

APARTMENT   HOTEL
BICYCLE   HOUSE
BOOK   RADIO
COMPUTER   RESORT
GARDEN   THEATER

Word Search 26

```
P P K R J W D W P S Q F X X P
E Y R T E K N M O C D I G E O
Q E D S Z P A N Q D S M N D F
I O Y Q I G A Y W E N C Z L N
W K T N A N B P N D I I M L X
R X A Z L L J S A L O B W J R
F G I W P X T Q Z A X O J N E
W N N E W S P A P E R P R Q M
E C Y B E P N A M J P Z H Y R
T Q V W H E J Q Y V W P D H C
M R S E K S O H O X A Z L N J
K O Z M V E H G G N H U F J K
U W Q B K T Y I T I U N W C C
V B B Y W P V S R E I Y O S Y
S Y A I G Q V G S T U L H E V
```

DOOR   PANTS
KEY   PAPER
LOCK   PENCIL
MAGAZINE   SHIRT
NEWSPAPER   WINDOW

Word Search 27

```
C E S J Q T P B O B D I P L A
O K L C P J N E X P B Q A P Q
N P X R D A P S D I F C T X V
D C U K L S T P Z O C E Q L Y
I E N Q B C F P F E L G G G V
T Q A B E A W K S E T N F L K
I Z T R U R Y S C P I F C O P
O A N J R F Z A W R G D O V S
N T B E L I R I X D I W Y E A
E N U U C B N C Z Z K N I S L
R O N E N K X G D Z U A B O E
Z E M X M D L H S M Z X B X J
L K F O Y R A A G C F X G N O
A C C E P T J N C M M G N B H
R S D D X W I F T E U P I A Z
```

ABUNDANT
ACCEPT
ACCESS
BRACELET
CONDITIONER

EARRINGS
GLOVES
NECKLACE
RING
SCARF

Word Search 28

```
E U Y R Y S O B M R Q E V E V
Z D F M A L B G A S T I V S Z
A N R N Z A S E J R A E U X S
M P X A C C O M P L I S H K D
A F Q K Q B R D T H N Q M B V
M L F R A U W R C O E L J C L
M E E R G A W A I A M S D W I
J P A Z A X B T O D D A C W M
E I I A F M C Z I M Y D F Z D
J U F D L E O Z L I C V P Y D
M X N M F L G U O R X I J J A
E O Z F I Z O R N E R C H D E
C W A L L X O W N T B E M T V
J M U T O T A L G K G I P P A
F J H Y H A V R I N T B Y G T
```

ACCOMPLISH AFFECTION
ACHIEVE AGREE
ADMIRE ALLOW
ADMIT AMAZE
ADVICE AMOUNT

Word Search 29

```
N S Q T S N O Z D F R B Y I J
R Q B S L U A J T O A E G D J
E B B C N W R V I X V L O K A
S R A Q K E R V D S F I K H Y
D I V K E Z A V K N M E W H A
B E O Q S H N R B T Z F A M T
W F I Q E A G Z E H M T Z T T
A W D B I U E F N L T M C B E
N M J E C X O O Z R F X G O M
A M W R X G O K A H B L T L P
L J J Q R O T C Y J Q S F D T
Y D E E S V T K T U I F X E O
S I C M T I X H B S V L W R Z
I G C P V B H W S G N P E M R
S N G E L P L A D S Y P O D A
```

ANALYSIS
ARRANGE
ASSIST
ATTEMPT
ATTRACTIVE

AVOID
BEHAVIOR
BELIEF
BOLD
BRIEF

Word Search 30

```
Y B W K L H U M C V S Q W Y H
G C C E R T A I N O E L N K N
M H B X T T J E Z E L K M A A
N A D S C A J E T Q R L A H M
C L N M J K L A W U U S E F S
M L R O J C R U S J Z Q Y C G
G E Y R Y B O F C J B B T W T
X N D J E Q X M Q L D F I J V
L G V L P A H C M R A H R V Y
F E E S G N S D V I B C A Z P
R C C O M B I N E H T X L V S
F S V U X G F M Y X W O C U Z
H D D V U E L E I O U O V U S
S V E C H A R A C T E R S V W
G F O W C M S R V K G B M F Q
```

CALCULATE   CHARACTER
CALM   CLARITY
CELEBRATE   COLLECT
CERTAIN   COMBINE
CHALLENGE   COMMIT

Word Search 31

```
N G P B A I N X S W H T O X M
K F C L P K C I I C D D M J U
K J O M S Y E P S I I B E G R
P L G V H S F K V O H G D I K
S C F C O N T R I B U T E A E
M C O N D U C T O T F T U T B
P H U M H C C O M V A D A C U
F F C R M U O R X R O C C Z N
Y A K O R U I N T C I P O L G
Q V K I M F N N C N B E M I K
S H O V N P E I U E P U P M E
X U I O B C L M T Z R C A L V
S C C S N A M E I Y M N R G W
C N J O P O N X T X V P E U P
V O C W C Y F F V E V R Z U C
```

COMMUNICATE CONCERN
COMMUNITY CONDUCT
COMPARE CONFIRM
COMPLETE CONTRIBUTE
CONCENTRATE CURIOUS

Word Search 32

```
T R Q G D H S P Y D B Y K V A
S H R X D J U C W E H X S F G
B K G Q F D H K D M X F D Q G
J H J I B V D F E A G N J O I
B L H V L N K B T N Z I I R D
J Y X B E E I Y E D M Z L J M
E X C F K R D H R R Z L M H E
K O E J C M G C M J K Y A D O
P D H S D E C L I N E P I B P
N O E T V I E X N L C C W N C
X D L A Q N K E E T E K X O T
E Z F E I Q F P O D H V G P G
R Y X F V V Y N N U Q M N Z Z
V E E I A E Y C K M F E J S S
J D N F B I D I F F E R E N T
```

DECIDE DEMAND
DECLINE DESCRIBE
DEFEND DETERMINE
DEFINE DEVELOP
DELIGHT DIFFERENT

Word Search 33

```
R O Z K E E A R N E S T V N W
N N S E M L M F V H A H I Z K
N E T U B I R T S I D O T S H
A N F E D Y H V K P J Q Y Y D
U E D A A I J T M O S Z R B P
C L I V E G S T P D Q E F G D
E A S F Q D E T F V V Z Q R N
F B P M U A U R I O M D Q N Y
F O L A C W K C C N I W P M I
I R A R B S P S A S G X F Z J
C A Y D U E I F C T B U M M W
I T O Q G D V U U S E Z I S E
E E X U R P S N N R P Q K S K
N D I A B S M O W K U G V V H
T F P D E Q D L G U O U F R K
```

DISCOVER
DISCUSS
DISPLAY
DISTINGUISH
DISTRIBUTE

EAGER
EARNEST
EDUCATE
EFFICIENT
ELABORATE

Word Search 34

```
Z E R Y U C X R Y K Z L H O U
U C X T P Z X Z P E G B T M M
K I I P D E T J N T F K L H E
E T A X L P G I E K Z S L M T
S S Q G B A M A V X E X X A A
Z A D W Q A I S R B P O Y C U
U I Y D X E G N E U A A M Z L
Y S R E A J S O S F O H N X A
U U E I Z W Y C T L O C R D V
F H A N D M X A A T J X N Q E
Z T J S G E F U B O A F C E E
R N O B X A Q O L Y E X C E L
K E E F A E G K I C H U F E U
E H L D O N O E S V T J C K H
K G D Z X D V P H V P O J P Q
```

ENCOURAGE
ENGAGE
ENTHUSIASTIC
EQUAL
ESTABLISH

EVALUATE
EXAMINE
EXCEL
EXPAND
EXPLAIN

Word Search 35

```
D W S O L Z B E A A G V G N O
O G Y R W A T H D Q I Z Y N V
G S G M Q A N O J P G R X O W
P F O P R X S I I T G G C I W
G G Z E E F E S F I T K V T F
U X N T K G L X G R E E T C K
T E C W D A R O P Y N J N N F
G W W M A O A E U R X N B U A
J H T T M O R O I R E Q Z F M
Y V Y V T O F M C E I S Y Y I
O R O I L L A L V Z S S S M L
W E M P I I C Q S L C O H T I
E M X F E A T U R E E F D M A
G E U K R P O Y V Y V I F W R
Y G R Y R A R D O K W U N Y P
```

EXPLORE   FINAL
EXPRESS   FLOURISH
FACTOR   FUNCTION
FAMILIAR   GENERATE
FEATURE   GREET

Word Search 36

```
I R I M P L Y S E M G G L B S
E L V E P O N F A O R O F I C
N V L U N L I I P E H X F A D
F M Y U H I D E N T I F Y W Q
T Y D Q M M G N A V O S A A I
D A I I S I Z A K V I S C K O
K U N N G Y N W M E D H A F D
Y C F Q Y L K A T I L H L L L
V S O U I H H A T H Q A C O Y
P J R I M P R O V E F R B J V
E N M R J G P N K F L M K N Y
E A R E E O G U F C G O X G D
S I F T S O M Y R S Z N G I B
A V N E X T F Q Z G C Y S P E
C I U K S D D I N C L U D E K
```

HARMONY
IDENTIFY
ILLUMINATE
IMAGINE
IMPLY
IMPROVE
INCLUDE
INFORM
INQUIRE
INTEGRATE

Word Search 37

```
Y P P A H S S L V F Y H C K W
I G N A P T E U T N E T N O C
R B G E Y M Q L R Q G N Y X L
J C D G R D S A D P F Z P X H
B O I F O V W H C U R V L B I
U N W R D I O Y Z G D I L Z Y
F F W U E H S U R K G M S X T
R U E S T L R G S W R C E E Q
D S S T I F Z R A R Y V N V D
O E K R C E C U D O R T N I F
V D H A X X A X O J T A N R H
H W A T E L H N Y A T U B U G
M M M E H T Q W G M U P Q G B
C J B D X S C I H R S H Y C C
Y M Y E J J O Y U W Y T H H K
```

ANGRY
CONFUSED
CONTENT
EXCITED
FRUSTRATED

HAPPY
INTRODUCE
NERVOUS
SAD
SURPRISED

Word Search 38

```
E T C I L H O P E F U L O B L
A K Z Z B J G P T L M D L U X
Z I E R Z G W P M H E M F X H
R U F H N E A L G T F E M A P
Z E H X U H C N S M T X F T P
O S J K X I B U X A N R V D X
C C E L O G G K R I A J J P J
J W A Q T S V G L I O K T D B
J U L Y I A Q T D P R U B M L
S N O D J Z I E I R X G S I O
P W U A D O J O L O K Y E E N
D O S A E U Y Y X U G V C G E
M J V C R N B F O D L X D E L
S N O E O D I P U C R Z W S Y
N A D I B J O O L L K T W O W
```

AFRAID
ANXIOUS
BORED
DISGUSTED
GRATEFUL

HOPEFUL
JEALOUS
JOYFUL
LONELY
PROUD

Word Search 39

```
T P O E W E L S L A J V H Q W
H D B N W U I U S I D N H S V
G E Y K F R F H J I D Q B C J
P G Q Y D S A U S J S B E P H
Q U A E S M G D L S T C M Z Y
F L V I E M A Z R K P B B S T
P O L D R X G K W L T Z A D G
L B M L S E L U L Q H T R S H
G N F U D K G U I U M L R K F
K R I F V M F R Q L K V A Y J
H U L E G E Z R E L T C S O R
P V Z C T S F I O T F Y S G X
N N F A S I Z B K V F Z E I H
A G H E A I B B V M H U D S G
E N R P D E S U M A T O L W W
```

AMUSED
ASHAMED
BLISSFUL
EMBARRASSED
GUILTY

HATEFUL
LOVED
PEACEFUL
PLAYFUL
REGRETFUL

Word Search 40

```
V C R E M O R S E F U L S K J
B I J V E W H Y G K N V O D T
B T D I S A P P O I N T E D B
H E S S K F K X B K W M Y W S
O H B A A U S R V A L F H S L
M T X B T E K R E E A M E Y C
E A U G M I E S H L R W Q U Y
A P K T P J S W L N I Q A F W
W M H C E E R F N E X E J Q R
O E I C J E J O I S D F V K Z
Q A T A V C P O V E S S X E N
Z E N O L S D A A I D L U F D
D I N F M W I R R I T A T E D
R L A L P N D E R I P S N I A
T R C Q G I D D Y F X U P D H
```

DISAPPOINTED
EMPATHETIC
GIDDY
INSPIRED
IRRITATED

OVERWHELMED
REJECTED
RELIEVED
REMORSEFUL
SATISFIED

Word Search 41

```
U R Z H D S J U M L X O Z E Y
Q E B K R M N D Z E S T F U L
N S Y G S E D P B T B B D R Z
K D Z X A Y U J N K R A D V
W L T S E B M A I B N T O M J
V U Y E Y Z R P V Z O C S X R
V X I A R B T S A D H K D H T
X C J Y I R T Q E T E T T I E
M G K V K O I L A P H J D F N
V K Z N H W T F T R Y E N M S
E P W E Q T K I I E K Z T X E
Y S H Y E F C M W E A R Y I W
J H F S X A Z E K S D N D B C
M R N E L O B K G F Q S T W D
D U S U O H V X U A S D K F P
```

SHY
SKEPTICAL
SYMPATHETIC
TENSE
TERRIFIED

UNEASY
UNSETTLED
VIBRANT
WEARY
ZESTFUL

Word Search 42

```
A N T I C I P A T O R Y N D W
S Y E C Z C C M F W B Q B E F
Z E T O D E T A R E P S A X E
K A A M C R O T O F T Y R E X
I R R P A M P O Z X X M M O Y
S N E A D U E V M V Z P H W R
V I P S Q E M A B W O U M E E
Y N S S R V F U U W D H S R B
D G E I W C W E E V T E U M F
D X D O C P H R A S N C D M R
X J P N H S E A F T E F L B O
X I X A C D U U F S E N G L M
R L A T Z N Q U N A K D L O M
N J T E S H L I K K G W F Z O
R O S S X I J C A U T I O U S
```

ANTICIPATORY
CAUTIOUS
COMPASSIONATE
DEFEATED
DESPERATE

EMPOWERED
EXASPERATED
INSECURE
RESENTFUL
YEARNING

SOLUTIONS

Word Search 1

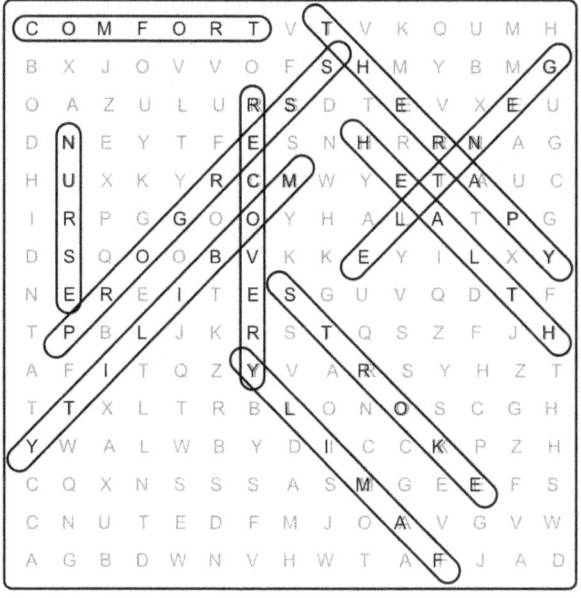

Word Search 2

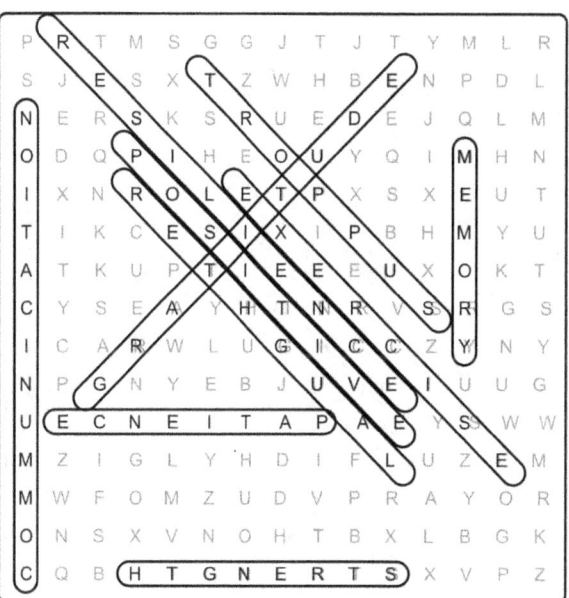

Word Search 3

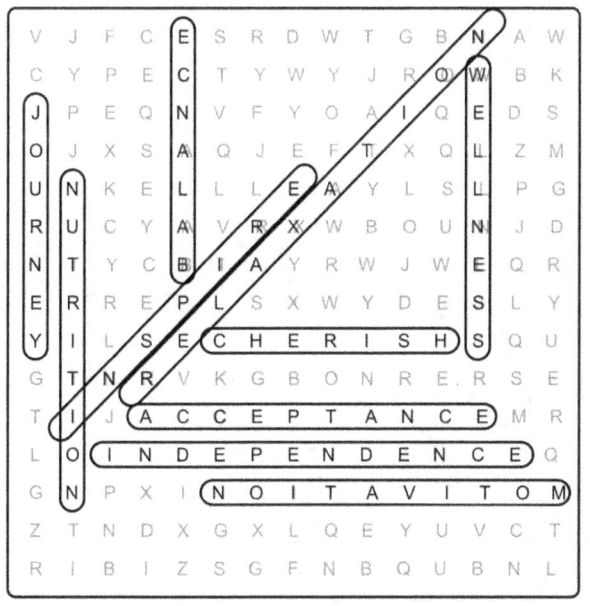

Word Search 4

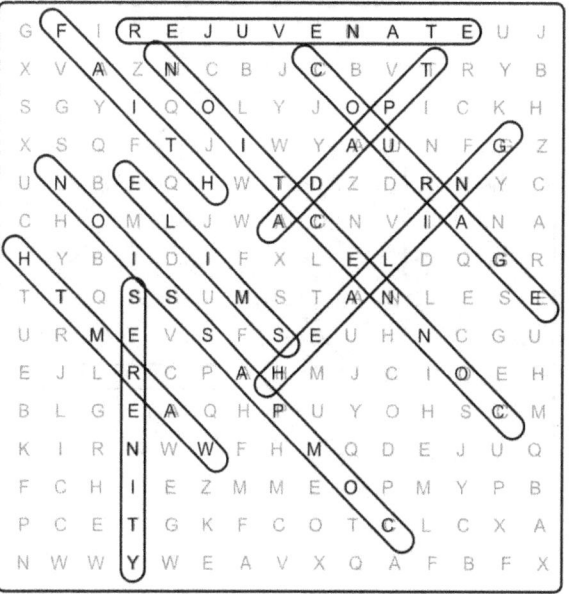

Word Search 5

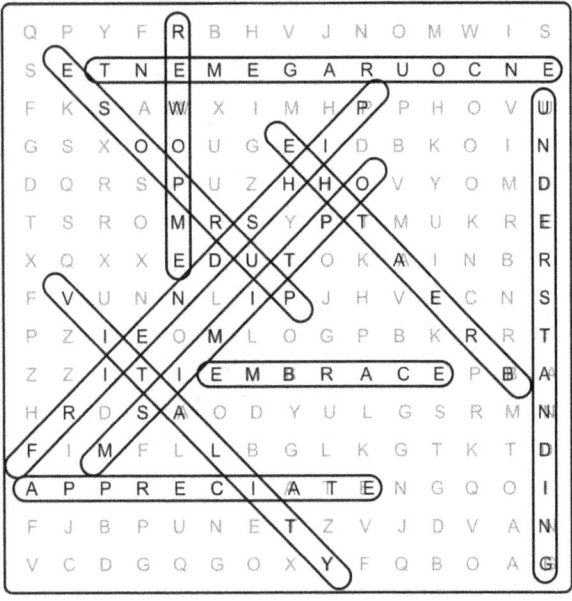

Word Search 6

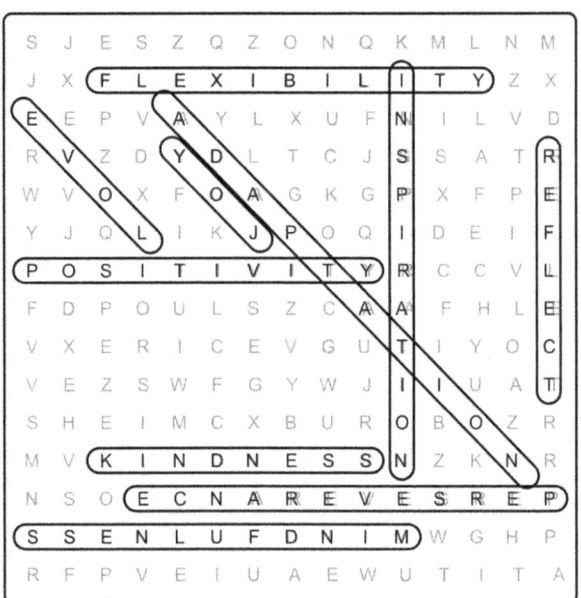

Word Search 7

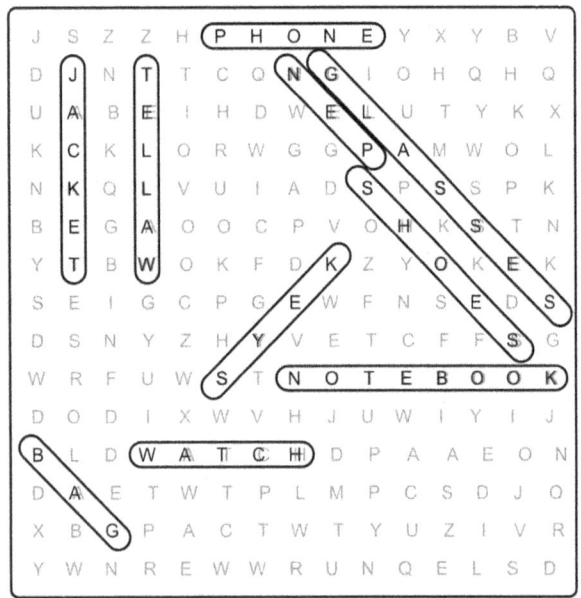

Word Search 8

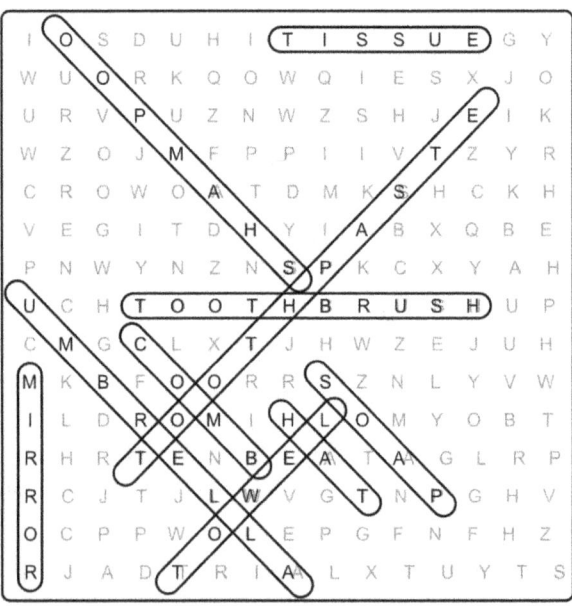

Word Search 9

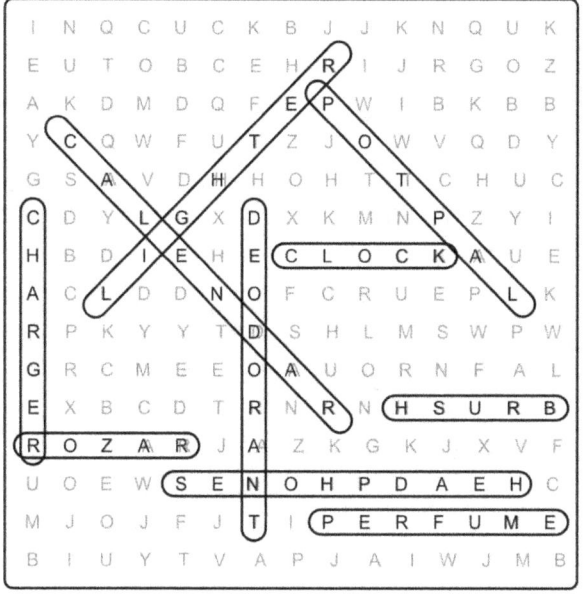

Word Search 10

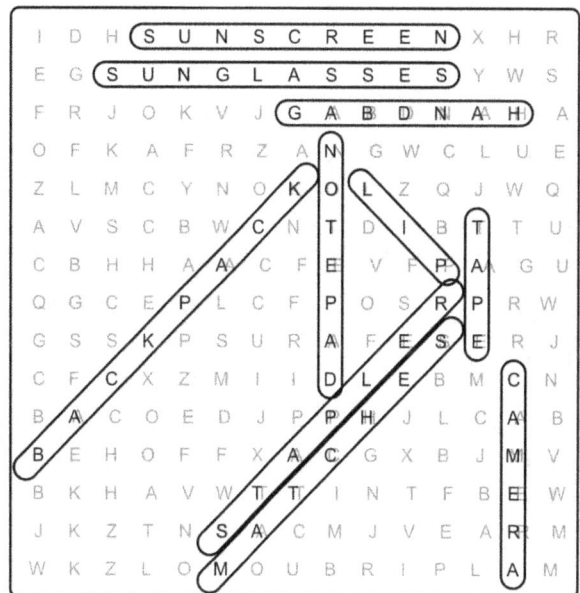

Word Search 11

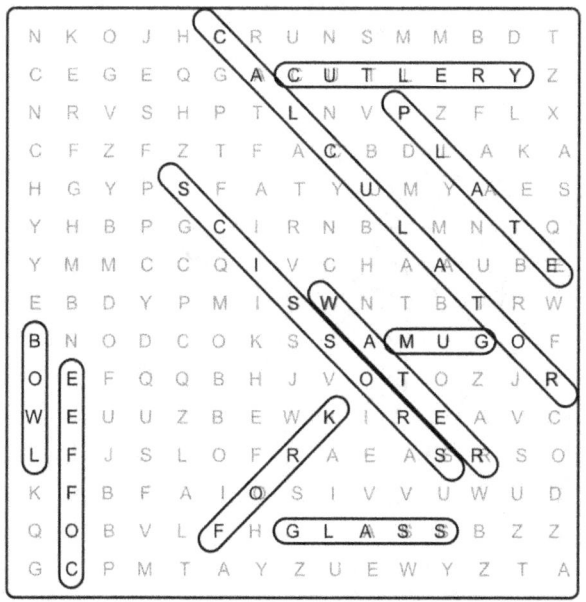

Word Search 12

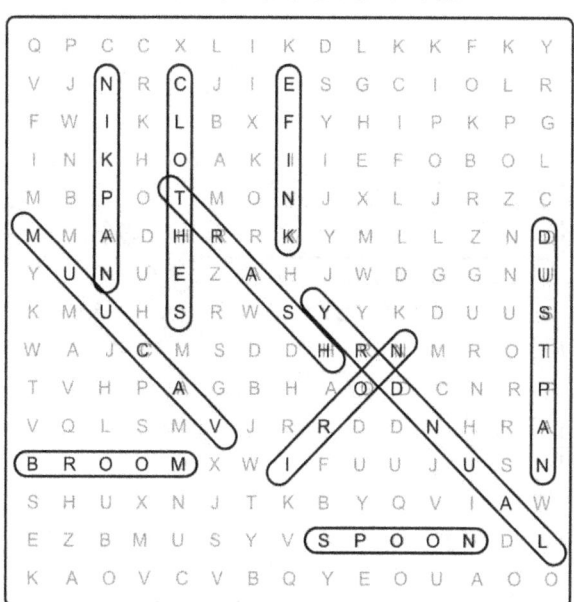

Word Search 13

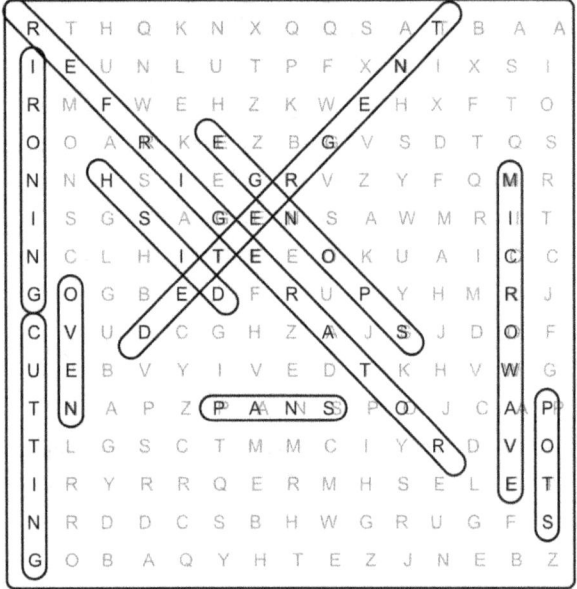

Word Search 14

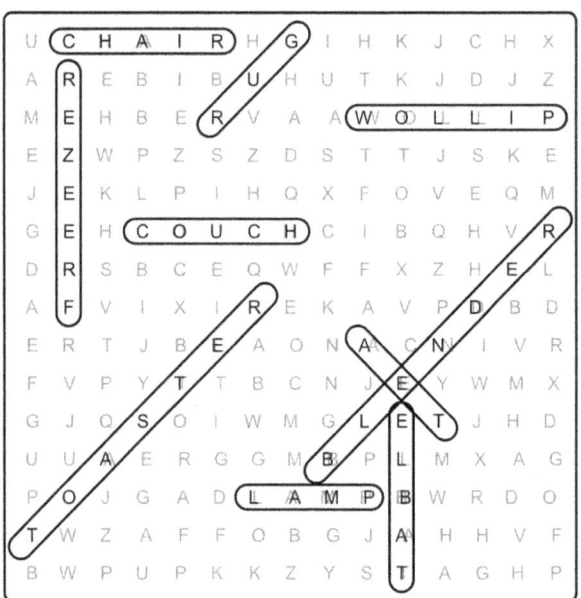

Word Search 15

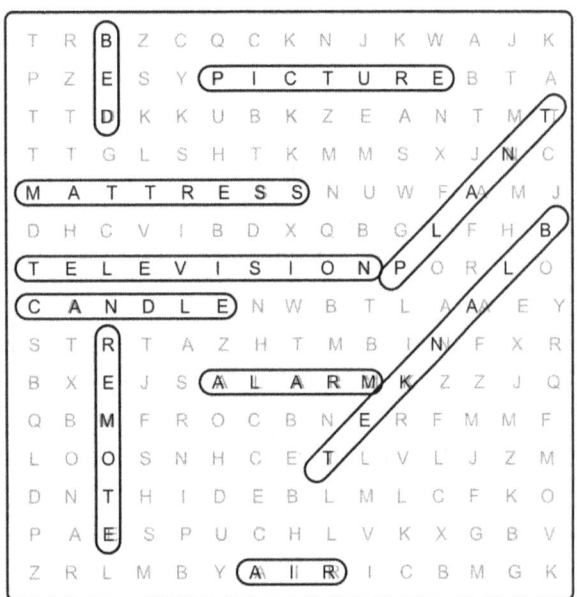

Word Search 16

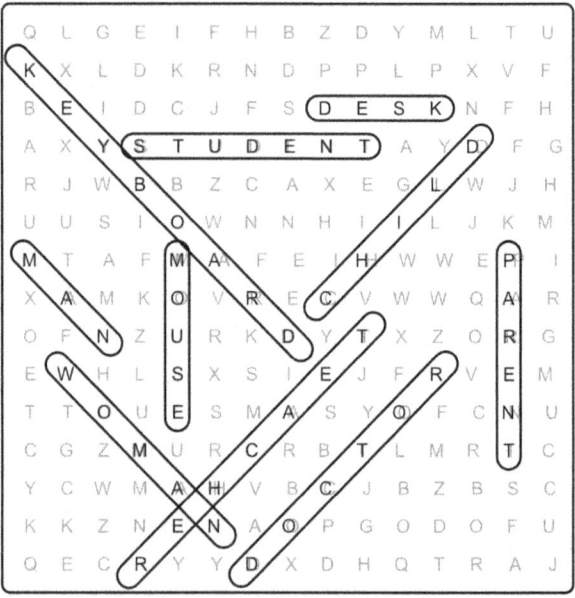

Word Search 17

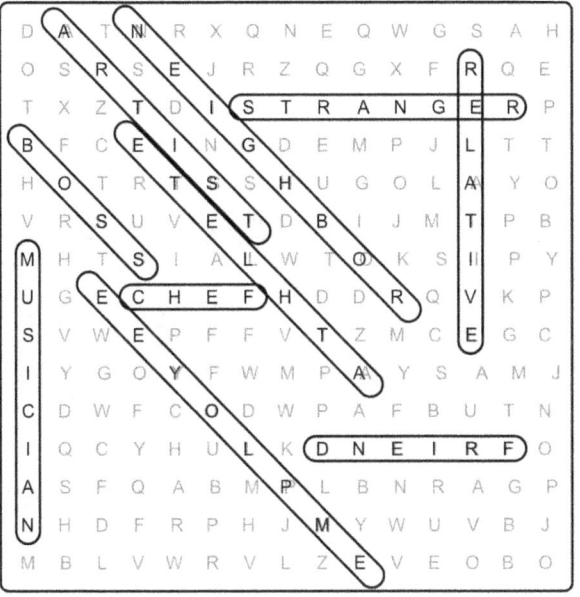

Word Search 18

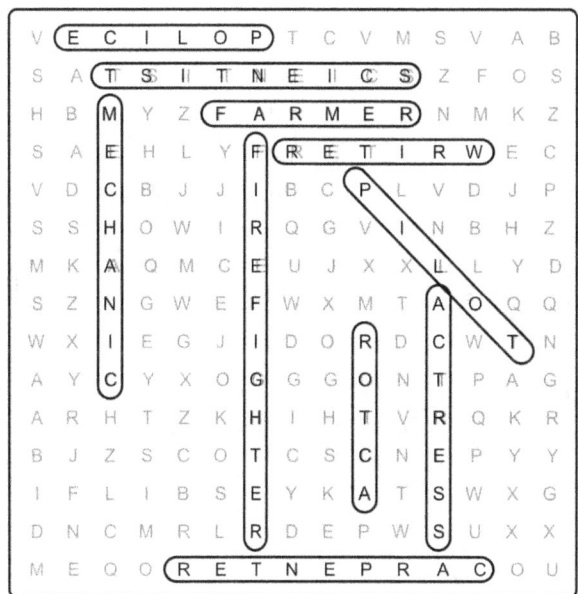

Word Search 19

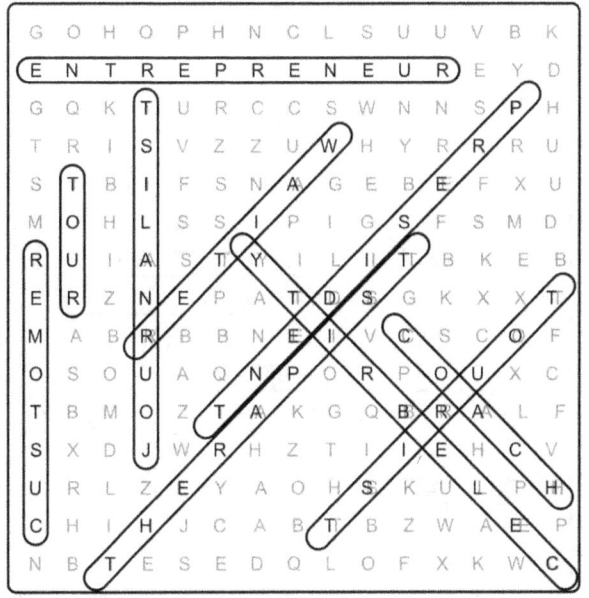

Word Search 20

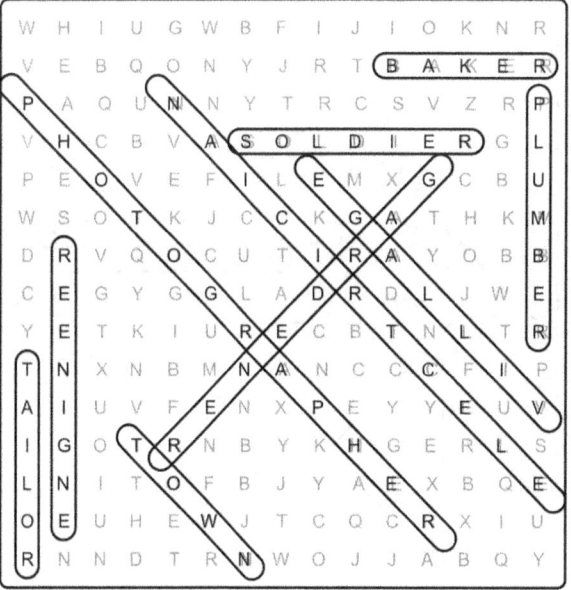

Word Search 21

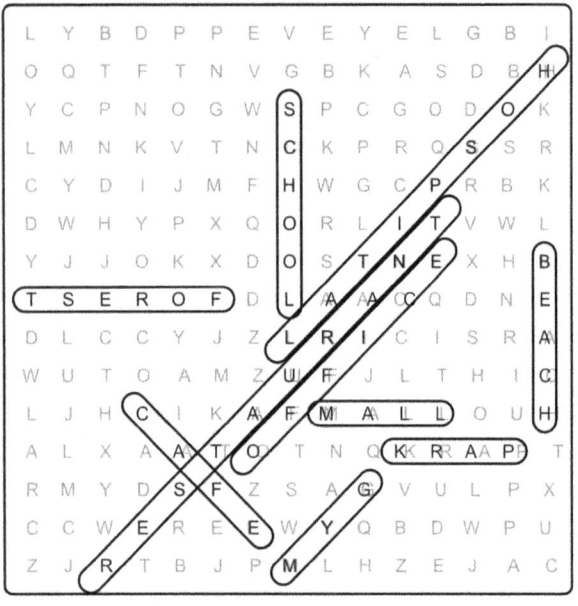

Word Search 22

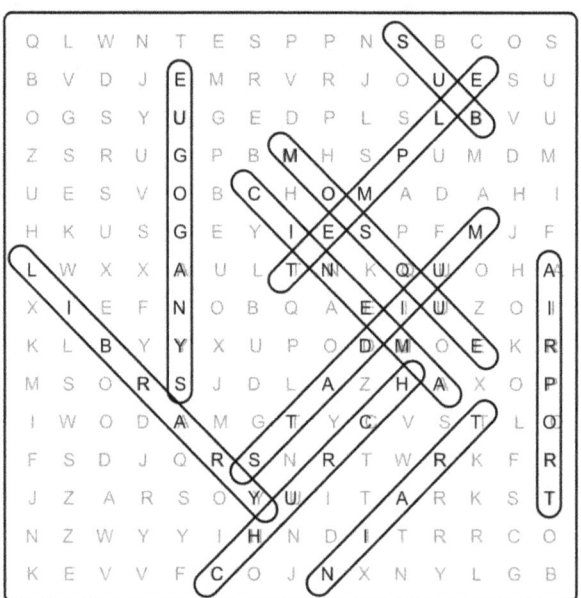

Word Search 23

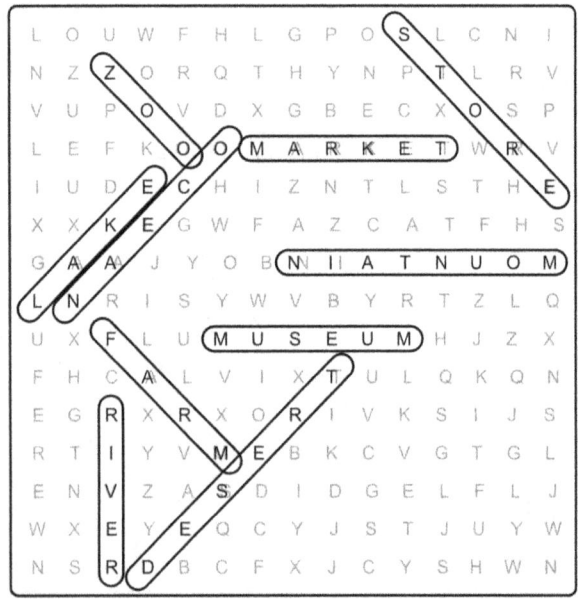

Word Search 24

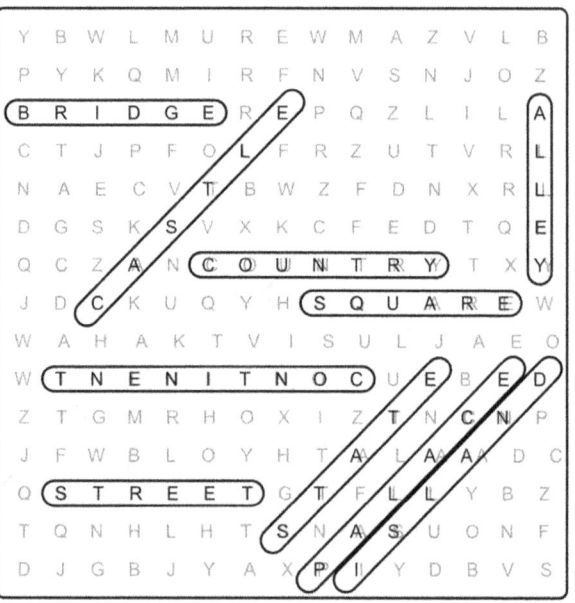

Word Search 25

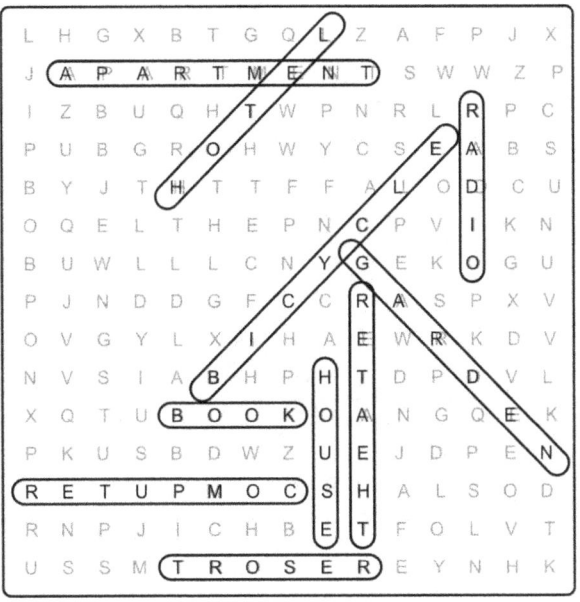

Word Search 26

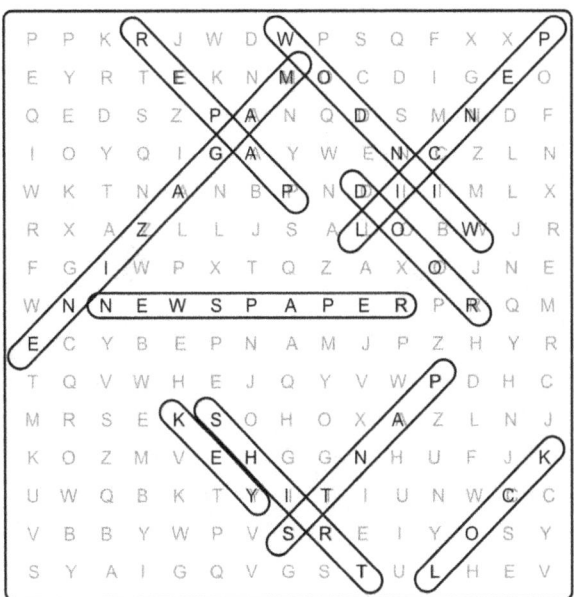

Word Search 27

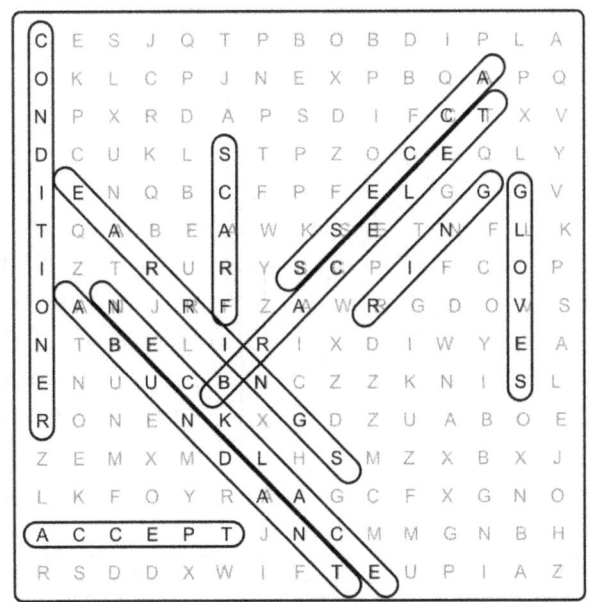

Word Search 28

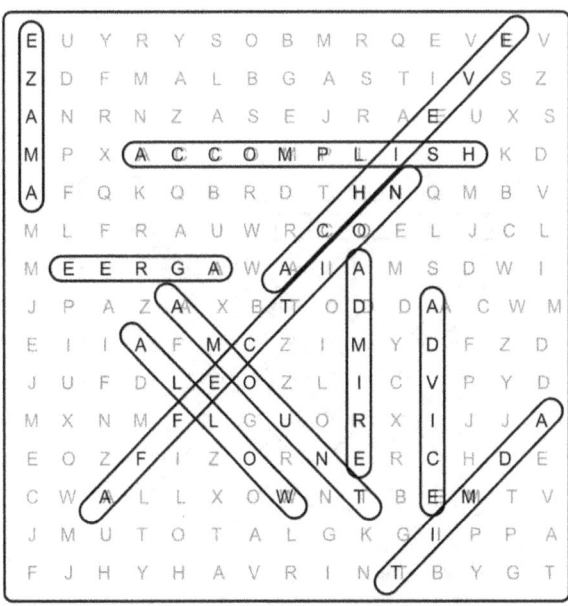

Word Search 29

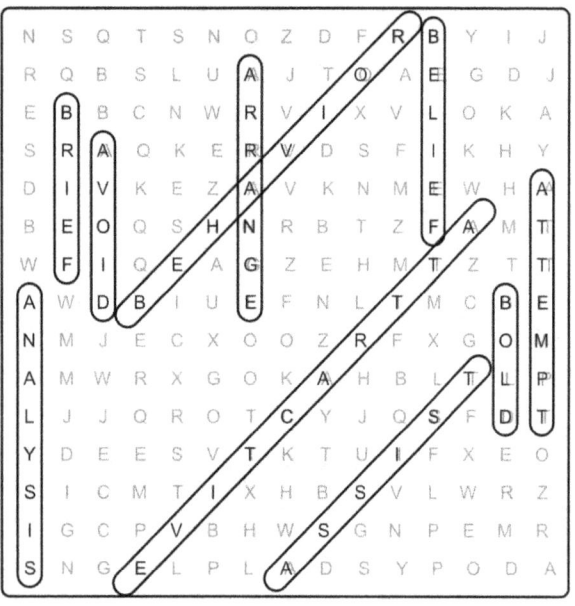

Word Search 30

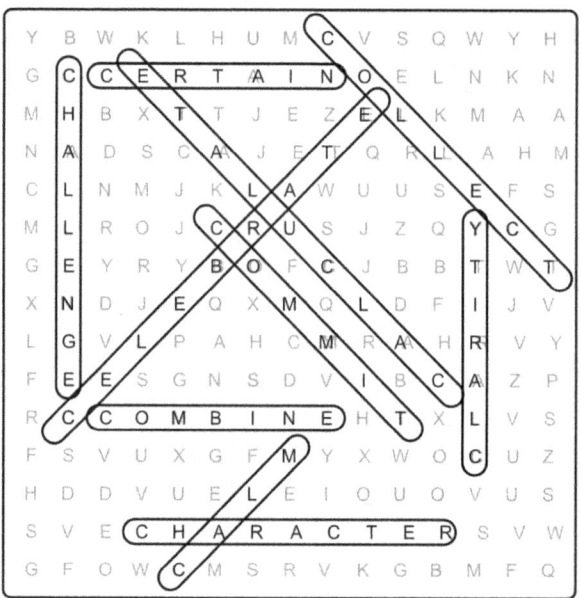

Word Search 31

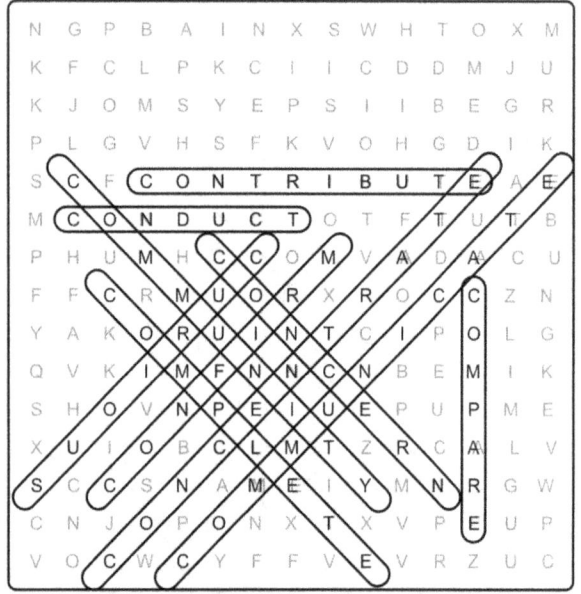

Word Search 32

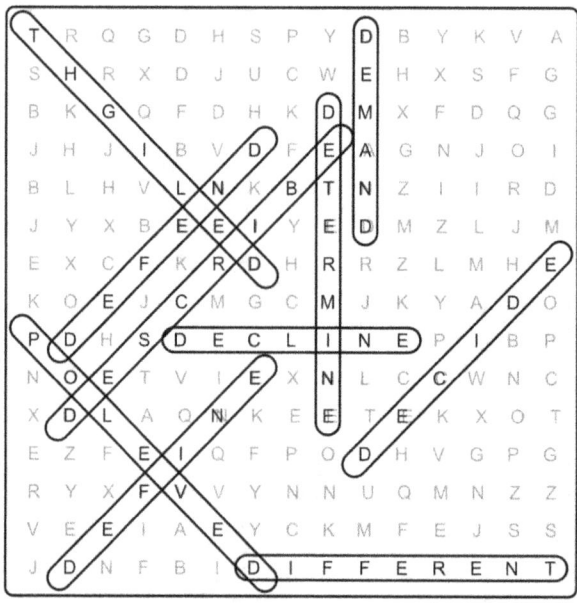

Word Search 33

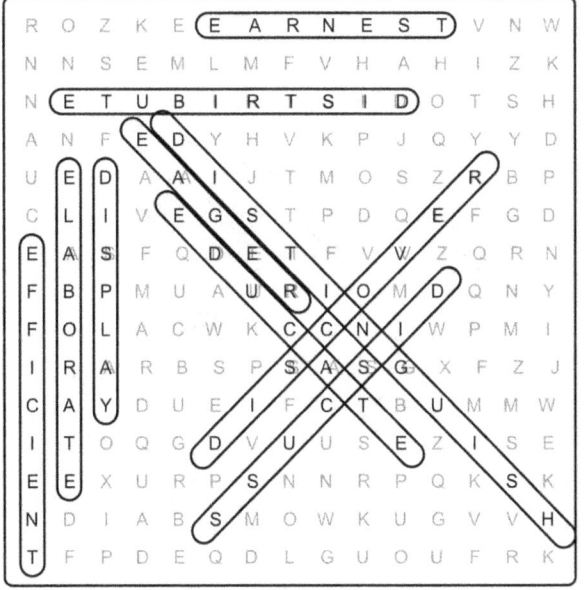

Word Search 34

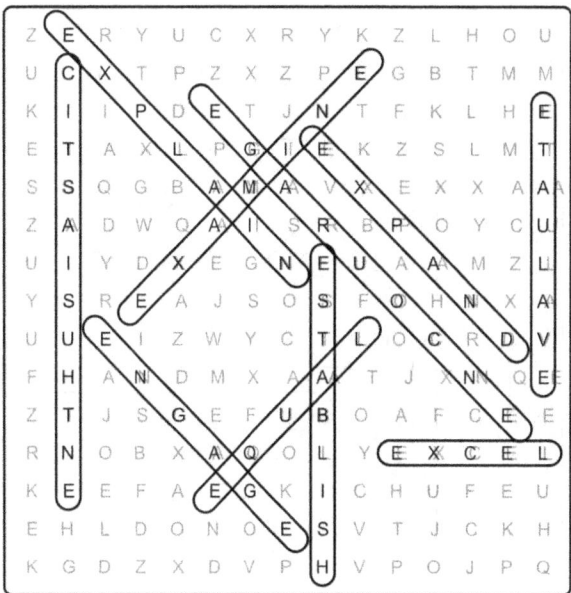

Word Search 35

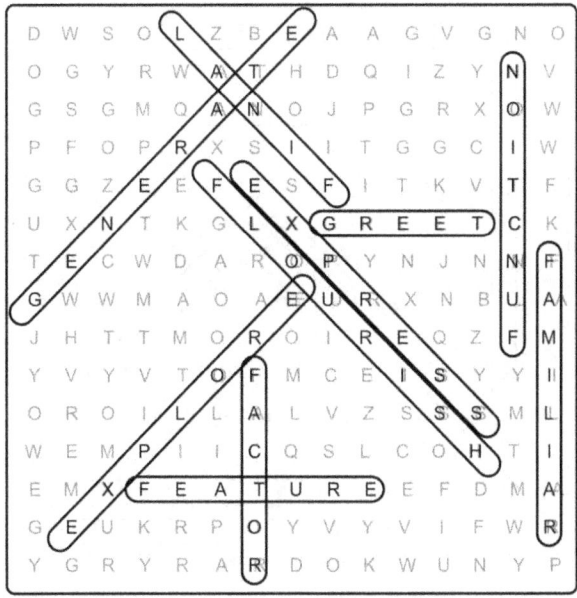

Word Search 36

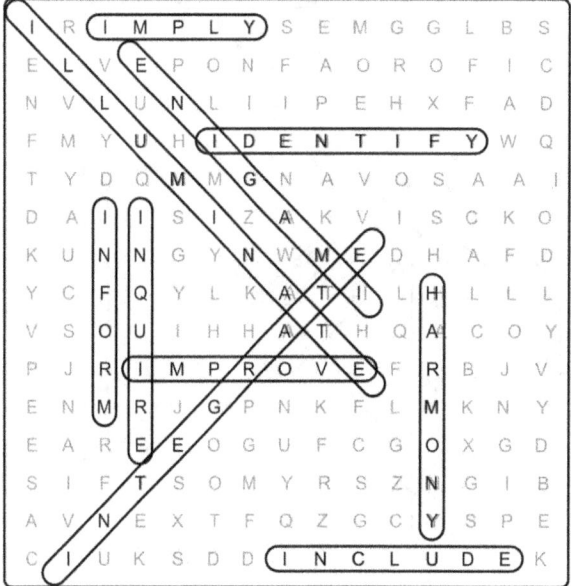

Word Search 37

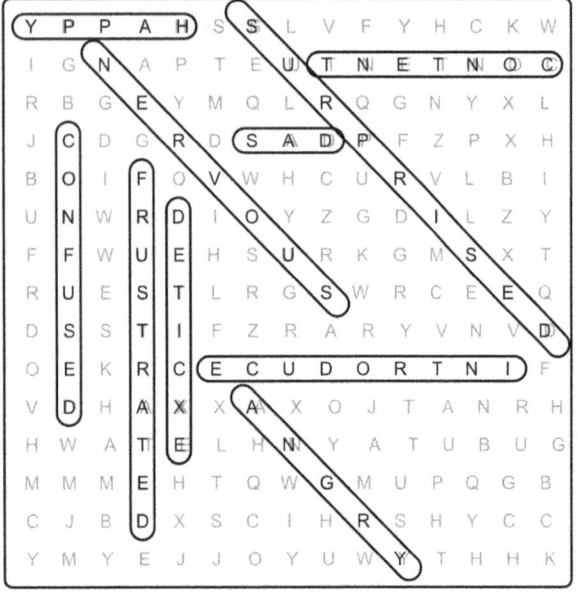

Word Search 38

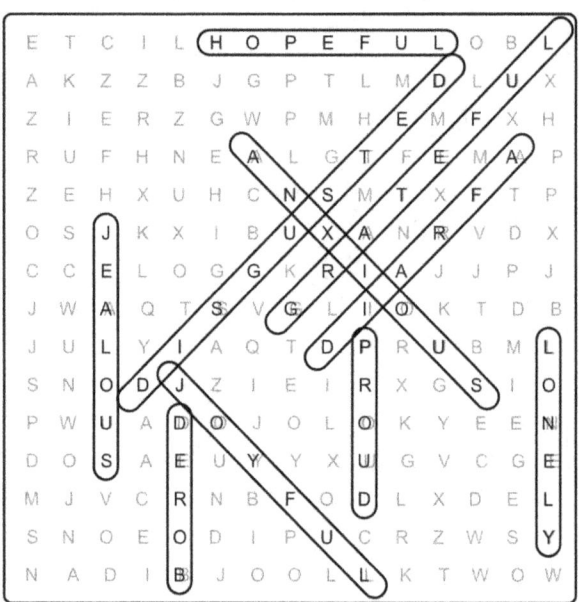

Word Search 39

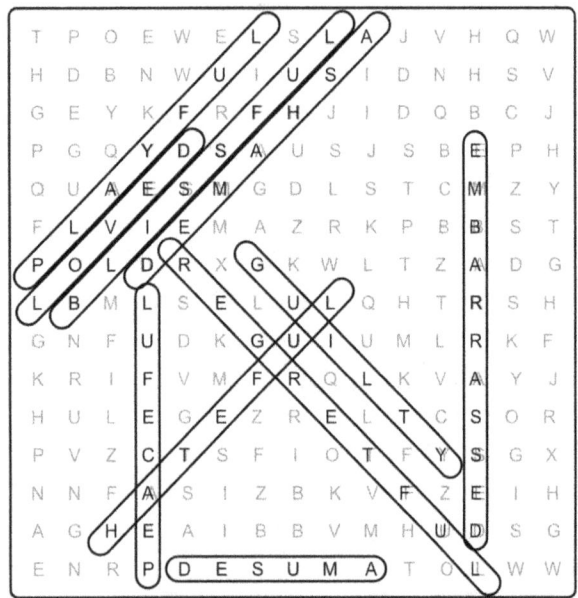

Word Search 40

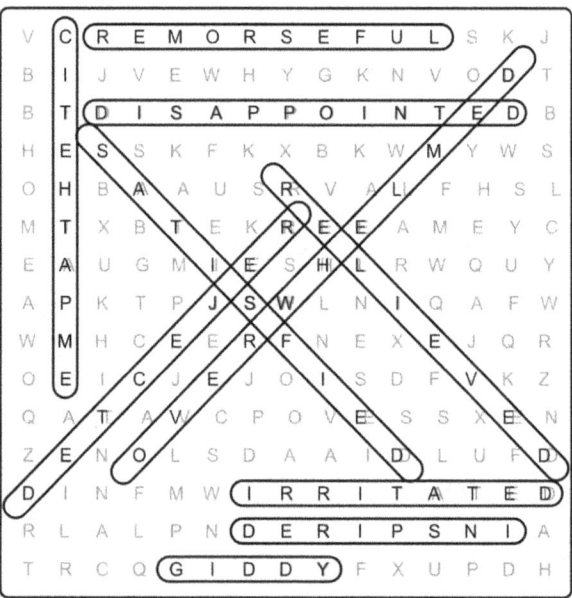

Word Search 41

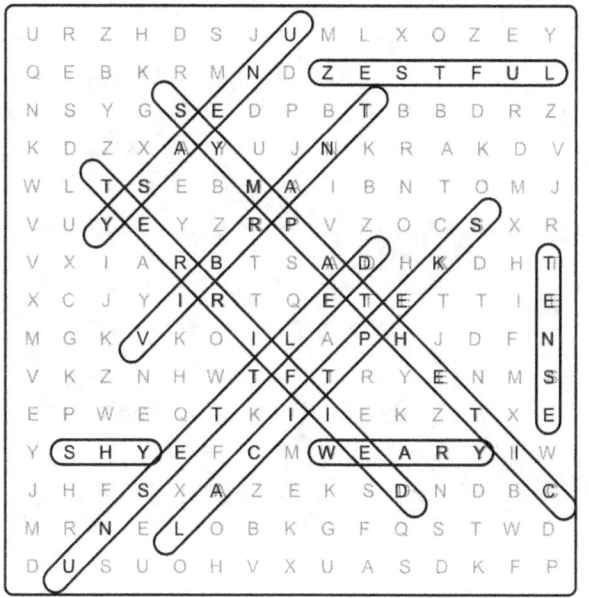

Word Search 42

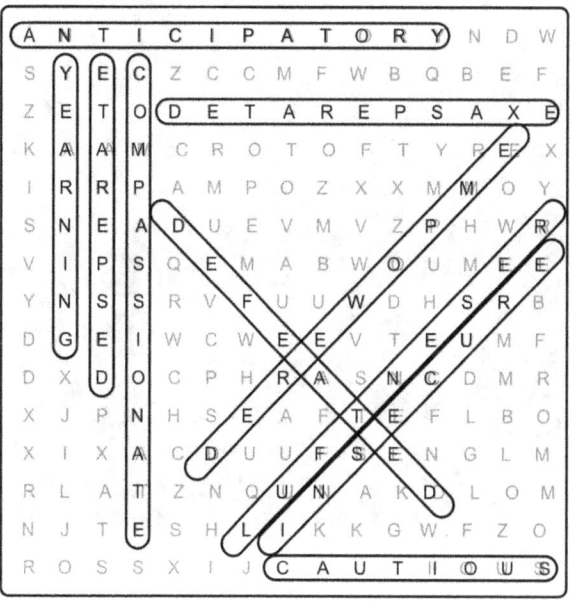

WORD SCRAMBLE

Instructions

You have to drag the letters into their correct positions to unscramble the original word or phrase.

Word Scramble 1

UENSR = _____

EPHARTY = _____

RKSETO = _____

ORERCYVE = _____

LEEGTN = _____

ESSPRGOR = _____

ATHLHE = _____

FCROTOM = _____

MAIFYL = _____

OYLMTIBI = _____

Word Scramble 2

XEEECISR = _____

RUEHALGT = _____

MYEOMR = _____

OPUTRPS = _____

UGTRADIET = _____

TNNCUMIIOMCAO = _____

RENSEILCEI = _____

IACNEPET = _____

VSOTIIEP = _____

GHNTSETR = _____

Word Scramble 3

OURYJNE = _____

NSEIRPI = _____

ANECALB = _____

HESRCIH = _____

ECDPDINNENEE = _____

WESSLELN = _____

TEAXLNAIRO = _____

CCACANETEP = _____

ITNORTNIU = _____

OOMIIAVNTT = _____

Word Scramble 4

PTDAA = _____

EYEITSRN = _____

ENIGLAH = _____

CPNSMSIOAO = _____

EGUORAC = _____

LESMI = _____

NETJUERAVE = _____

AWRHTM = _____

COICNNTONE = _____

ATFHI = _____

Word Scramble 5

DNIDNTUASRGNE = _____

TMSMOIPI = _____

IEPSNHDRIF = _____

CERONATNEGMEU = _____

URPSPOE = _____

ARCEMEB = _____

LTAITYVI = _____

EBEHTAR = _____

PAIEPAERCT = _____

MWROPEE = _____

Word Scramble 6

CELRETF = _____

DSISNENULMF = _____

EEENCERSAPRV = _____

OJY = _____

LVOE = _____

KNNIEDSS = _____

TIPOYSTVII = _____

NIASOPRNITI = _____

BLYITFEILIX = _____

ATNDAPOITA = _____

Word Scramble 7

ENHOP = _____

KESY = _____

TEALWL = _____

SLSEASG = _____

TWHAC = _____

EPN = _____

TEKBOONO = _____

GBA = _____

EHSOS = _____

CKTEAJ = _____

Word Scramble 8

LBUMLAER = _____

TAH = _____

HRSTTBHOUO = _____

SOATOETTHP = _____

APOS = _____

OPOHMAS = _____

TOEWL = _____

UEISST = _____

RORRIM = _____

OCMB = _____

Word Scramble 9

URBSH = _____

DTDRNAOEO = _____

ZROAR = _____

EERMPFU = _____

LOTAPP = _____

RECRHGA = _____

HNOPEHDAES = _____

ANCRDELA = _____

COKLC = _____

HEIRLTG = _____

Word Scramble 10

THCSAME = _____

LEASNSSGUS = _____

DNGHBAA = _____

KPAACCBK = _____

ACEAMR = _____

NNUESCRSE = _____

PIL = _____

AEPDOTN = _____

PTEALSR = _____

PEAT = _____

Word Scramble 11

SOSRSCSI = _____

RUATAOCCLL = _____

FECFEO = _____

WTREA = _____

ERYTLUC = _____

EALTP = _____

WOLB = _____

SASLG = _____

GUM = _____

OFKR = _____

Word Scramble 12

SNOPO = _____

KIEFN = _____

AINKPN = _____

SHRAT = _____

BMROO = _____

SNDPUAT = _____

AVUMCU = _____

NRYULDA = _____

HTSOLEC = _____

IORN = _____

Word Scramble 13

INIRGNO = _____

RENTDTEEG = _____

DHIS = _____

NSGEOP = _____

ONEV = _____

PTSO = _____

NPSA = _____

TUNTIGC = _____

VRCMEIWOA = _____

GARRTFOIREER = _____

Word Scramble 14

FRERZEE = _____

RSOTEAT = _____

LREBNED = _____

AET = _____

COUHC = _____

IARCH = _____

BLAET = _____

AMLP = _____

URG = _____

LPOILW = _____

Word Scramble 15

BKATLNE = _____

DBE = _____

SSREAMTT = _____

ARMAL = _____

PATLN = _____

CEITRPU = _____

NCDLEA = _____

RAI = _____

MOREET = _____

TIEILOSVEN = _____

Word Scramble 16

ESOUM = _____

DOYAKBRE = _____

EDSK = _____

NAM = _____

OMNWA = _____

HLDCI = _____

EEATRCH = _____

TSDNTEU = _____

TCDROO = _____

RAEPNT = _____

Word Scramble 17

NRFIDE = _____

HNGROIBE = _____

IAETERLV = _____

NTERRAGS = _____

OSBS = _____

LOEEEMPY = _____

ITARTS = _____

CAMUIINS = _____

ATLEHTE = _____

HFEC = _____

Word Scramble 18

IRTWER = _____

TCARO = _____

ARSTCES = _____

TIITSSENC = _____

CEIPLO = _____

ITRIRGFEEHF = _____

IOPTL = _____

AREMFR = _____

ARETENCRP = _____

ANICMCEH = _____

Word Scramble 19

TIWRAE = _____

UOCETRMS = _____

TSTIUOR = _____

IERTNSEPD = _____

RCYETIEBL = _____

ROTU = _____

HOCAC = _____

RHSTPTAEI = _____

EREEEUNRTRNP = _____

IRJULNOAST = _____

Word Scramble 20

AGPREPRHHTOO = _____

KBAER = _____

RNEDAGRE = _____

TIEANLERCCI = _____

PBLMURE = _____

NRGEEIEN = _____

AROLIT = _____

LORSIED = _____

NTWO = _____

VIGLELA = _____

Word Scramble 21

AKPR = _____

BCHEA = _____

OFTESR = _____

HSOCOL = _____

PTIHOLAS = _____

LLAM = _____

RNUTSETARA = _____

EFAC = _____

MGY = _____

ECFFIO = _____

Word Scramble 22

ARLBYIR = _____

EACMNI = _____

IDMUATS = _____

ROIRTPA = _____

TIARN = _____

SBU = _____

RCCHUH = _____

MQUESO = _____

TEMLEP = _____

EAYGUNSGO = _____

Word Scramble 23

MMUESU = _____

OZO = _____

FAMR = _____

TEKARM = _____

OTRES = _____

ITONNUAM = _____

RIEVR = _____

KELA = _____

NOAEC = _____

DSREET = _____

Word Scramble 24

SILAND = _____

UYCTRON = _____

ATTES = _____

NINECTNOT = _____

EETSRT = _____

YLEAL = _____

ERQUAS = _____

RGDIBE = _____

APEALC = _____

LATSEC = _____

Word Scramble 25

TELHO = _____

TRROES = _____

MPTETRANA = _____

OESHU = _____

DRNGAE = _____

THEETAR = _____

CYCBLEI = _____

OOBK = _____

ECROTMUP = _____

RDAOI = _____

Word Scramble 26

ELPINC = _____

REPPA = _____

ZINAEAMG = _____

WNPRPESEA = _____

RIHST = _____

SATNP = _____

YKE = _____

LKCO = _____

OODR = _____

OWDWNI = _____

Word Scramble 27

NNECOORIDIT = _____

RGIN = _____

NCLCEAKE = _____

RNRAGSIE = _____

ERECATLB = _____

ASCRF = _____

ESVGOL = _____

NBTUDNAA = _____

CCAEPT = _____

CCESAS = _____

Word Scramble 28

CMISHOPCAL = _____

HIEVCEA = _____

RMAEDI = _____

MTAID = _____

DVAIEC = _____

AECTFINFO = _____

RGEEA = _____

LWLAO = _____

AAZEM = _____

NTUMAO = _____

Word Scramble 29

AALSNYIS = _____

ERRGNAA = _____

SIASST = _____

TTTEAMP = _____

TVEITCRAAT = _____

DVOIA = _____

HEAIOVBR = _____

FBEILE = _____

LDOB = _____

BEIRF = _____

Word Scramble 30

CATACLULE = _____

CLAM = _____

RLEBEAECT = _____

IATRECN = _____

AENELLHGC = _____

ARTRCACHE = _____

AICYLTR = _____

LEOCLCT = _____

BMEICON = _____

MMCIOT = _____

Word Scramble 31

MTOAICUECNM = _____

MNOMTIYCU = _____

PRCEAOM = _____

LEMOTECP = _____

NECTENORATC = _____

CCERNON = _____

COUNDTC = _____

NIOMCFR = _____

CBNETTORIU = _____

IUUSCOR = _____

Word Scramble 32

DCEEID = _____

LEECDIN = _____

DEEDNF = _____

EINDEF = _____

GDHELTI = _____

ADDMEN = _____

BDCRIESE = _____

TRIMEEEND = _____

EEDOVLP = _____

FTRFDIEEN = _____

Word Scramble 33

REDIVCOS = _____

SSCISDU = _____

LDIYSAP = _____

TIISNSHDGIU = _____

ITRBSUDIET = _____

ARGEE = _____

NREETSA = _____

CEDUATE = _____

INFEITCEF = _____

LOEAERABT = _____

Word Scramble 34

NUEGERAOC = _____

EENGGA = _____

HUECNTIIASTS = _____

QAELU = _____

HSBLIASTE = _____

UETVEALA = _____

EINEXAM = _____

CXEEL = _____

DNAPXE = _____

NIAPEXL = _____

Word Scramble 35

ROEPXEL = _____

SPRXEES = _____

CFTROA = _____

ALMIRIAF = _____

EUFREAT = _____

ANLIF = _____

UHORSLIF = _____

NTFCIUON = _____

REAETGNE = _____

RGEET = _____

Word Scramble 36

HYNOARM = _____

NFIDYITE = _____

EILIAUTNML = _____

AGNMEII = _____

IMLYP = _____

ORVEPMI = _____

DLUNEIC = _____

RONIMF = _____

IINRQUE = _____

ERNEIGATT = _____

Word Scramble 37

TEUDRINCO = _____

YPHAP = _____

SDA = _____

YNAGR = _____

IXEECTD = _____

NUSRVOE = _____

CDNUESOF = _____

EDIPRSSUR = _____

SAEFDURTTR = _____

TNECTON = _____

Word Scramble 38

LUYJFO = _____

ASXUNIO = _____

IFARAD = _____

DRPUO = _____

RATGELUF = _____

OBDRE = _____

EISDUDSTG = _____

FLOHUPE = _____

LUOJASE = _____

NLOYLE = _____

Word Scramble 39

VLEOD = _____

ELATHUF = _____

RSARDBSEAEM = _____

TUYIGL = _____

EDSAHMA = _____

TERUEGRFL = _____

FUEPECAL = _____

ALLFYPU = _____

SEUDAM = _____

SUSILLBF = _____

Word Scramble 40

IODPDENISTAP = _____

EHITETPCMA = _____

DIYDG = _____

NDIEISPR = _____

DTTRRAIIE = _____

MODEERVHLEW = _____

EEJREDCT = _____

EEVILERD = _____

SEMROFLEUR = _____

TEIIFDSAS = _____

SOLUTIONS

Word Scramble 1

UENSR = NURSE

EPHARTY = THERAPY

RKSETO = STROKE

ORERCYVE = RECOVERY

LEEGTN = GENTLE

ESSPRGOR = PROGRESS

ATHLHE = HEALTH

FCROTOM = COMFORT

MAIFYL = FAMILY

OYLMTIBI = MOBILITY

Word Scramble 2

XEEECISR = EXERCISE

RUEHALGT = LAUGHTER

MYEOMR = MEMORY

OPUTRPS = SUPPORT

UGTRADIET = GRATITUDE

TNNCUMIIOMCAO = COMMUNICATION

RENSEILCEI = RESILIENCE

IACNEPET = PATIENCE

VSOTIIEP = POSITIVE

GHNTSETR = STRENGTH

Word Scramble 3

OURYJNE = JOURNEY

NSEIRPI = INSPIRE

ANECALB = BALANCE

HESRCIH = CHERISH

ECDPDINNENEE = INDEPENDENCE

WESSLELN = WELLNESS

TEAXLNAIRO = RELAXATION

CCACANETEP = ACCEPTANCE

ITNORTNIU = NUTRITION

OOMIIAVNTT = MOTIVATION

Word Scramble 4

PTDAA = ADAPT

EYEITSRN = SERENITY

ENIGLAH = HEALING

CPNSMSIOAO = COMPASSION

EGUORAC = COURAGE

LESMI = SMILE

NETJUERAVE = REJUVENATE

AWRHTM = WARMTH

COICNNTONE = CONNECTION

ATFHI = FAITH

Word Scramble 5

DNIDNTUASRGNE	=	UNDERSTANDING
TMSMOIPI	=	OPTIMISM
IEPSNHDRIF	=	FRIENDSHIP
ERONATNEGMEU	=	ENCOURAGEMENT
URPSPOE	=	PURPOSE
ARCEMEB	=	EMBRACE
LTAITYVI	=	VITALITY
EBEHTAR	=	BREATHE
PAIEPAERCT	=	APPRECIATE
MWROPEE	=	EMPOWER

Word Scramble 6

CELRETF	=	REFLECT
DSISNENULMF	=	MINDFULNESS
EEENCERSAPRV	=	PERSEVERANCE
OJY	=	JOY
LVOE	=	LOVE
KNNIEDSS	=	KINDNESS
TIPOYSTVII	=	POSITIVITY
NIASOPRNITI	=	INSPIRATION
BLYITFEILIX	=	FLEXIBILITY
ATNDAPOITA	=	ADAPTATION

Word Scramble 7

ENHOP	=	PHONE
KESY	=	KEYS
TEALWL	=	WALLET
SLSEASG	=	GLASSES
TWHAC	=	WATCH
EPN	=	PEN
TEKBOONO	=	NOTEBOOK
GBA	=	BAG
EHSOS	=	SHOES
CKTEAJ	=	JACKET

Word Scramble 8

LBUMLAER	=	UMBRELLA
TAH	=	HAT
HRSTTBHOUO	=	TOOTHBRUSH
SOATOETTHP	=	TOOTHPASTE
APOS	=	SOAP
OPOHMAS	=	SHAMPOO
TOEWL	=	TOWEL
UEISST	=	TISSUE
RORRIM	=	MIRROR
OCMB	=	COMB

Word Scramble 9

URBSH = BRUSH
DTDRNAOEO = DEODORANT
ZROAR = RAZOR
EERMPFU = PERFUME
LOTAPP = LAPTOP
RECRHGA = CHARGER
HNOPEHDAES = HEADPHONES
ANCRDELA = CALENDAR
COKLC = CLOCK
HEIRLTG = LIGHTER

Word Scramble 10

THCSAME = MATCHES
LEASNSSGUS = SUNGLASSES
DNGHBAA = HANDBAG
KPAACCBK = BACKPACK
ACEAMR = CAMERA
NNUESCRSE = SUNSCREEN
PIL = LIP
AEPDOTN = NOTEPAD
PTEALSR = STAPLER
PEAT = TAPE

Word Scramble 11

SOSRSCSI = SCISSORS
RUATAOCCLL = CALCULATOR
FECFEO = COFFEE
WTREA = WATER
ERYTLUC = CUTLERY
EALTP = PLATE
WOLB = BOWL
SASLG = GLASS
GUM = MUG
OFKR = FORK

Word Scramble 12

SNOPO = SPOON
KIEFN = KNIFE
AINKPN = NAPKIN
SHRAT = TRASH
BMROO = BROOM
SNDPUAT = DUSTPAN
AVUMCU = VACUUM
NRYULDA = LAUNDRY
HTSOLEC = CLOTHES
IORN = IRON

Word Scramble 13

INIRGNO	=	IRONING
RENTDTEEG	=	DETERGENT
DHIS	=	DISH
NSGEOP	=	SPONGE
ONEV	=	OVEN
PTSO	=	POTS
NPSA	=	PANS
TUNTIGC	=	CUTTING
VRCMEIWOA	=	MICROWAVE
GARRTFOIREER	=	REFRIGERATOR

Word Scramble 14

FRERZEE	=	FREEZER
RSOTEAT	=	TOASTER
LREBNED	=	BLENDER
AET	=	TEA
COUHC	=	COUCH
IARCH	=	CHAIR
BLAET	=	TABLE
AMLP	=	LAMP
URG	=	RUG
LPOILW	=	PILLOW

Word Scramble 15

BKATLNE	=	BLANKET
DBE	=	BED
SSREAMTT	=	MATTRESS
ARMAL	=	ALARM
PATLN	=	PLANT
CEITRPU	=	PICTURE
NCDLEA	=	CANDLE
RAI	=	AIR
MOREET	=	REMOTE
TIEILOSVEN	=	TELEVISION

Word Scramble 16

ESOUM	=	MOUSE
DOYAKBRE	=	KEYBOARD
EDSK	=	DESK
NAM	=	MAN
OMNWA	=	WOMAN
HLDCI	=	CHILD
EEATRCH	=	TEACHER
TSDNTEU	=	STUDENT
TCDROO	=	DOCTOR
RAEPNT	=	PARENT

Word Scramble 17

NRFIDE	=	FRIEND
HNGROIBE	=	NEIGHBOR
IAETERLV	=	RELATIVE
NTERRAGS	=	STRANGER
OSBS	=	BOSS
LOEEEMPY	=	EMPLOYEE
ITARTS	=	ARTIST
CAMUIINS	=	MUSICIAN
ATLEHTE	=	ATHLETE
HFEC	=	CHEF

Word Scramble 18

IRTWER	=	WRITER
TCARO	=	ACTOR
ARSTCES	=	ACTRESS
TIITSSENC	=	SCIENTIST
CEIPLO	=	POLICE
ITRIRGFEEHF	=	FIREFIGHTER
IOPTL	=	PILOT
AREMFR	=	FARMER
ARETENCRP	=	CARPENTER
ANICMCEH	=	MECHANIC

Word Scramble 19

TIWRAE	=	WAITER
UOCETRMS	=	CUSTOMER
TSTIUOR	=	TOURIST
IERTNSEPD	=	PRESIDENT
RCYETIEBL	=	CELEBRITY
ROTU	=	TOUR
HOCAC	=	COACH
RHSTPTAEI	=	THERAPIST
EREEEUNRTRNP	=	ENTREPRENEUR
IRJULNOAST	=	JOURNALIST

Word Scramble 20

AGPREPRHHTOO	=	PHOTOGRAPHER
KBAER	=	BAKER
RNEDAGRE	=	GARDENER
TIEANLERCCI	=	ELECTRICIAN
PBLMURE	=	PLUMBER
NRGEEIEN	=	ENGINEER
AROLIT	=	TAILOR
LORSIED	=	SOLDIER
NTWO	=	TOWN
VIGLELA	=	VILLAGE

Word Scramble 21

AKPR = PARK

BCHEA = BEACH

OFTESR = FOREST

HSOCOL = SCHOOL

PTIHOLAS = HOSPITAL

LLAM = MALL

RNUTSETARA = RESTAURANT

EFAC = CAFE

MGY = GYM

ECFFIO = OFFICE

Word Scramble 22

ARLBYIR = LIBRARY

EACMNI = CINEMA

IDMUATS = STADIUM

ROIRTPA = AIRPORT

TIARN = TRAIN

SBU = BUS

RCCHUH = CHURCH

MQUESO = MOSQUE

TEMLEP = TEMPLE

EAYGUNSGO = SYNAGOGUE

Word Scramble 23

MMUESU = MUSEUM

OZO = ZOO

FAMR = FARM

TEKARM = MARKET

OTRES = STORE

ITONNUAM = MOUNTAIN

RIEVR = RIVER

KELA = LAKE

NOAEC = OCEAN

DSREET = DESERT

Word Scramble 24

SILAND = ISLAND

UYCTRON = COUNTRY

ATTES = STATE

NINECTNOT = CONTINENT

EETSRT = STREET

YLEAL = ALLEY

ERQUAS = SQUARE

RGDIBE = BRIDGE

APEALC = PALACE

LATSEC = CASTLE

Word Scramble 25

TELHO	=	HOTEL
TRROES	=	RESORT
MPTETRANA	=	APARTMENT
OESHU	=	HOUSE
DRNGAE	=	GARDEN
THEETAR	=	THEATER
CYCBLEI	=	BICYCLE
OOBK	=	BOOK
ECROTMUP	=	COMPUTER
RDAOI	=	RADIO

Word Scramble 26

ELPINC	=	PENCIL
REPPA	=	PAPER
ZINAEAMG	=	MAGAZINE
WNPRPESEA	=	NEWSPAPER
RIHST	=	SHIRT
SATNP	=	PANTS
YKE	=	KEY
LKCO	=	LOCK
OODR	=	DOOR
OWDWNI	=	WINDOW

Word Scramble 27

NNECOORIDIT	=	CONDITIONER
RGIN	=	RING
NCLCEAKE	=	NECKLACE
RNRAGSIE	=	EARRINGS
ERECATLB	=	BRACELET
ASCRF	=	SCARF
ESVGOL	=	GLOVES
NBTUDNAA	=	ABUNDANT
CCAEPT	=	ACCEPT
CCESAS	=	ACCESS

Word Scramble 28

CMISHOPCAL	=	ACCOMPLISH
HIEVCEA	=	ACHIEVE
RMAEDI	=	ADMIRE
MTAID	=	ADMIT
DVAIEC	=	ADVICE
AECTFINFO	=	AFFECTION
RGEEA	=	AGREE
LWLAO	=	ALLOW
AAZEM	=	AMAZE
NTUMAO	=	AMOUNT

Word Scramble 29

AALSNYIS	=	ANALYSIS
ERRGNAA	=	ARRANGE
SIASST	=	ASSIST
TTTEAMP	=	ATTEMPT
TVEITCRAAT	=	ATTRACTIVE
DVOIA	=	AVOID
HEAIOVBR	=	BEHAVIOR
FBEILE	=	BELIEF
LDOB	=	BOLD
BEIRF	=	BRIEF

Word Scramble 30

CATACLULE	=	CALCULATE
CLAM	=	CALM
RLEBEAECT	=	CELEBRATE
IATRECN	=	CERTAIN
AENELLHGC	=	CHALLENGE
ARTRCACHE	=	CHARACTER
AICYLTR	=	CLARITY
LEOCLCT	=	COLLECT
BMEICON	=	COMBINE
MMCIOT	=	COMMIT

Word Scramble 31

MTOAICUECNM	=	COMMUNICATE
MNOMTIYCU	=	COMMUNITY
PRCEAOM	=	COMPARE
LEMOTECP	=	COMPLETE
NECTENORATC	=	CONCENTRATE
CCERNON	=	CONCERN
COUNDTC	=	CONDUCT
NIOMCFR	=	CONFIRM
CBNETTORIU	=	CONTRIBUTE
IUUSCOR	=	CURIOUS

Word Scramble 32

DCEEID	=	DECIDE
LEECDIN	=	DECLINE
DEEDNF	=	DEFEND
EINDEF	=	DEFINE
GDHELTI	=	DELIGHT
ADDMEN	=	DEMAND
BDCRIESE	=	DESCRIBE
TRIMEEEND	=	DETERMINE
EEDOVLP	=	DEVELOP
FTRFDIEEN	=	DIFFERENT

Word Scramble 33

REDIVCOS = DISCOVER
SSCISDU = DISCUSS
LDIYSAP = DISPLAY
TIISNSHDGIU = DISTINGUISH
ITRBSUDIET = DISTRIBUTE
ARGEE = EAGER
NREETSA = EARNEST
CEDUATE = EDUCATE
INFEITCEF = EFFICIENT
LOEAERABT = ELABORATE

Word Scramble 34

NUEGERAOC = ENCOURAGE
EENGGA = ENGAGE
HUECNTIIASTS = ENTHUSIASTIC
QAELU = EQUAL
HSBLIASTE = ESTABLISH
UETVEALA = EVALUATE
EINEXAM = EXAMINE
CXEEL = EXCEL
DNAPXE = EXPAND
NIAPEXL = EXPLAIN

Word Scramble 35

ROEPXEL = EXPLORE
SPRXEES = EXPRESS
CFTROA = FACTOR
ALMIRIAF = FAMILIAR
EUFREAT = FEATURE
ANLIF = FINAL
UHORSLIF = FLOURISH
NTFCIUON = FUNCTION
REAETGNE = GENERATE
RGEET = GREET

Word Scramble 36

HYNOARM = HARMONY
NFIDYITE = IDENTIFY
EILIAUTNML = ILLUMINATE
AGNMEII = IMAGINE
IMLYP = IMPLY
ORVEPMI = IMPROVE
DLUNEIC = INCLUDE
RONIMF = INFORM
IINRQUE = INQUIRE
ERNEIGATT = INTEGRATE

Word Scramble 37

TEUDRINCO	=	INTRODUCE
YPHAP	=	HAPPY
SDA	=	SAD
YNAGR	=	ANGRY
IXEECTD	=	EXCITED
NUSRVOE	=	NERVOUS
CDNUESOF	=	CONFUSED
EDIPRSSUR	=	SURPRISED
SAEFDURTTR	=	FRUSTRATED
TNECTON	=	CONTENT

Word Scramble 38

LUYJFO	=	JOYFUL
ASXUNIO	=	ANXIOUS
IFARAD	=	AFRAID
DRPUO	=	PROUD
RATGELUF	=	GRATEFUL
OBDRE	=	BORED
EISDUDSTG	=	DISGUSTED
FLOHUPE	=	HOPEFUL
LUOJASE	=	JEALOUS
NLOYLE	=	LONELY

Word Scramble 39

VLEOD	=	LOVED
ELATHUF	=	HATEFUL
RSARDBSEAEM	=	EMBARRASSED
TUYIGL	=	GUILTY
EDSAHMA	=	ASHAMED
TERUEGRFL	=	REGRETFUL
FUEPECAL	=	PEACEFUL
ALLFYPU	=	PLAYFUL
SEUDAM	=	AMUSED
SUSILLBF	=	BLISSFUL

Word Scramble 40

IODPDENISTAP	=	DISAPPOINTED
EHITETPCMA	=	EMPATHETIC
DIYDG	=	GIDDY
NDIEISPR	=	INSPIRED
DTTRRAIIE	=	IRRITATED
MODEERVHLEW	=	OVERWHELMED
EEJREDCT	=	REJECTED
EEVILERD	=	RELIEVED
SEMROFLEUR	=	REMORSEFUL
TEIIFDSAS	=	SATISFIED

VISUAL DISCRIMINATION

VISUAL DISCRIMINATION
Series of *Letters*
Circle the letter that does not match the others.

D D D P	O O O Q	e c c c
F F E F	T E E E	n n h n
Z S Z Z	W M W W	V A V V
N N M N	b b p b	G C C C
V U U U	h h h r	p b b b
m m m n	w w w v	y p p p
P B B B	b d b b	k h h h
L L I L	O C O O	C J C C
I H I I	E F E E	R K K K
T F F F	X Y X X	g j j j
I I I J	i i i j	t f f f
A A R A	R P P P	e e c e

VISUAL DISCRIMINATION
Series of *Letters*
Circle the letter that does not match the others.

e c c c	D D D P	O O O Q
n n h n	F F E F	T E E E
V A V V	Z S Z Z	W M W W
G C C C	N N M N	b b d b
p b b b	V U U U	h h h r
y p p p	m m m n	w w w v
k h h h	P B B B	b d b b
C J C C	L L I L	O C O O
R K K K	I H I I	E F E E
g j j j	T F F F	X Y X X
t f k f	I I I J	i i i j
e e c e	A A R A	R P P P

VISUAL DISCRIMINATION
Series of Letters
Circle the letter that does not match the others.

O O O Q	D D D P	e c c c
T E E E	F F E F	n n h n
W M W W	Z S Z Z	V A V V
b b d b	N N M N	G C C C
h h h r	V U U U	p b b b
w w w v	m m m n	y p p p
b d b b	P B B B	k h h h
O C O O	L L I L	C J C C
E F E E	I H I I	R K K K
X Y X X	T F F F	g j j j
i i i j	I I I J	t l k f
R P P P	A A R A	e e c e

VISUAL DISCRIMINATION
Series of Letters
Circle the letter that does not match the others.

b d b b	P B B B	k h h h
O C O O	L L I L	C J C C
E F E E	I H I I	R K K K
X Y X X	T F F F	g j j j
i i i j	I I I J	t f k f
R P P P	A A R A	e e c e
O O O Q	D D D P	e o c c
T E E E	F F E F	n n h n
W M W W	Z S Z Z	V A V V
b b d b	N N M N	G C C C
h h h r	V U U U	p b b b
w w w v	m m m n	y p p p

VISUAL DISCRIMINATION
Series of Letters
Circle the letter that does not match the others.

E F E E	I H I I	R K K K
X Y X X	T F F F	g j j j
b d b b	P B B B	k h h h
O C O O	L L I L	C J C C
i i i j	I I I J	t f k f
R P P P	A A R A	e e c e
O O O Q	D D D P	e o c c
T E E E	F F E F	n n h n
h h h r	V U U U	p b b b
w w w v	m m m n	y p p q
W M W W	Z S Z Z	V A V V
b b d b	N N M N	G C C C

VISUAL DISCRIMINATION
Series of *Letters*
Circle the letter that does not match the others.

O O O Q	D D D P	e o s c
T E E E	F F E F	n n h n
h h h r	V U U U	p b b b
w w w v	m m m n	y p p q
W M W W	Z S Z Z	V A V V
b b d b	N N M N	G C C C
E F E E	I H I I	R K K K
X Y X X	T F F F	g j j j
b d b b	P B B B	k h h h
O C O O	L L I L	C J C C
i i i j	I I I J	t f k f
R P P P	A A R A	e e c e

VISUAL DISCRIMINATION
Series of *Letters*
Circle the letter that does not match the others.

O C O O	L L I L	C J C C
i i i j	I I I J	t f k f
R P P P	A A R A	e e c e
w w u v	m m m n	y p p q
W M W W	Z S Z Z	V A V V
b b d b	N N M N	G C C C
E F E E	I H I I	R K K K
X Y X X	T F F F	g j j j
b d b b	P B B B	k h h h
O O O Q	D D D P	e o s c
T E E E	F F E F	n n h n
h h h r	V U U U	p b b b

VISUAL DISCRIMINATION
Series of Letters
Circle the letter that does not match the others.

i i i j	I I I J	t f k f
O C O O	L L I L	C J C C
R P P P	A A R A	e e c e
w w u v	m m m n	y p p q
b b d b	N N M N	G C C C
W M W W	Z S Z Z	V A V V
E F E E	I H I I	R K K K
b d b b	P B B B	k h h h
X Y X X	T F F F	x j j j
O O O Q	D D D P	e o s c
h h h r	V U U U	p b b b
T E E E	F F E F	n n h n

VISUAL DISCRIMINATION
Series of Letters
Circle the letter that does not match the others.

t f k f	l l l J	i i i z
C J C C	L L I L	O C O O
e e c e	A A R A	R P P P
y p p q	m m m n	w w u v
G C C C	N N M N	b b d b
V A V V	Z S Z Z	W M W W
R K K K	I H I I	E F E E
k h h h	P B B B	b d b b
x j j j	T F F F	X Y X X
e o s c	D D D P	O O O Q
p b b b	V U U U	h h h r
n n h n	F F E F	T E E E

VISUAL DISCRIMINATION
Series of *Letters*
Circle the letter that does not match the others.

I I I J	i i i z	t f k f
L L I L	O C O O	C J C C
A A R A	R P P P	e e c e
m m m n	w w u v	y p p q
N N M N	b b d b	G C C C
Z S Z Z	W M W W	V A V V
I H I I	E F E E	R K K K
P B B B	b q b b	k h h h
T F F F	X Y X X	x j j j
D D D P	O O O Q	e o s c
V U U U	h h h r	p b b b
F F E F	T E E E	n n h n

VISUAL DISCRIMINATION
Series of Letters
Circle the letter that does not match the others.

T F F F	X Y X X	x j j j
D D D P	O O O Q	e o s c
V U U U	k h h r	p b b b
F F E F	T E E E	n n h n
N N M N	b b d b	G C C C
Z S Z Z	W M W W	V A V V
I H I I	E F E E	R K K K
P B B B	b q b b	n h h h
I I I J	i i i z	t f f f
L L I L	O C O O	C J C C
A A R A	R P P P	e e c e
m m m n	w w u v	y p p q

VISUAL DISCRIMINATION
Series of Letters
Circle the letter that does not match the others.

P B B B	b q b b	n h h h
I I L J	i i l z	t f f f
L L I L	O C O O	C J C C
A A R A	R P P P	e e c e
m m m n	w w u v	y p p q
Z S Z Z	W M W W	V A V V
I H I I	E F E E	R K K K
T F F F	X Y X X	x j j j
D D D P	O O O Q	e o s c
V U U U	k h h r	p b b b
F F E F	T E E E	n n h n
N N M N	b b d b	G C C C

VISUAL DISCRIMINATION
Series of Letters
Circle the letter that does not match the others.

I H I I	E F E E	R K K K
T F F F	X Y X X	x j j j
L L I L	O C O O	C J C C
A A R A	R P P P	e e c e
m m m n	w w u v	y p p q
Z S Z Z	W M W W	V A V V
P B B B	b q b b	n h h h
I I L J	i i s z	t f f f
D D D P	O O O Q	e o c c
N N M N	b b d b	G C C C
F F E F	T E E E	n n h n
V U U U	k h h r	p b b b

VISUAL DISCRIMINATION
Series of Letters
Circle the letter that does not match the others.

R K K K	I H I I	E F E E
x j j j	T F F F	X Y X X
C J C C	L L I L	O C O O
e e c e	A A R A	R P P P
y p p q	m m m n	w w u v
V A V V	Z S Z Z	W M W W
n h h q	P B B B	b c b b
t f f f	I I L J	i i s z
e o c c	D D D P	O O O Q
G C C C	N N M N	b b d b
n n h n	F F E F	T E E E
p b b b	V U U U	k h h r

VISUAL DISCRIMINATION
Series of Letters
Circle the letter that does not match the others.

n h h q	P B B B	b c b b
t f f f	I I L J	i i s z
e e c c	D D D P	O O O Q
G C C C	N N M N	b o d b
n n h n	F F E F	T E E E
p b b b	V U U U	k h h r
R K K K	I H I I	E F E E
x j j j	T F F F	X Y X X
C J C C	L L I L	O C O O
e e c e	A A R A	R P P P
y p p q	m m m n	w w u v
V A V V	Z S Z Z	W M W W

MAZES

Maze 1

Start

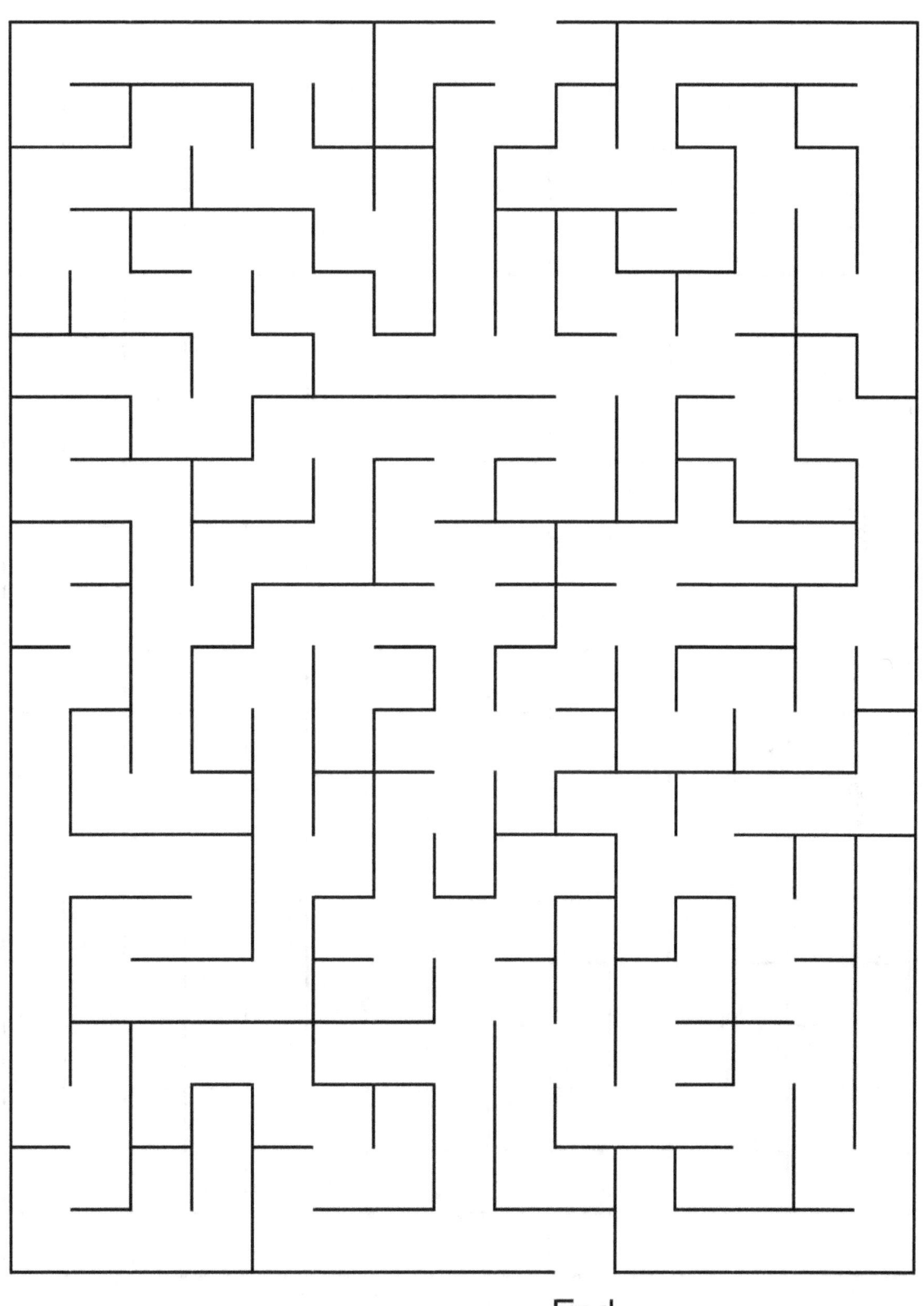

End

Maze 2

Start

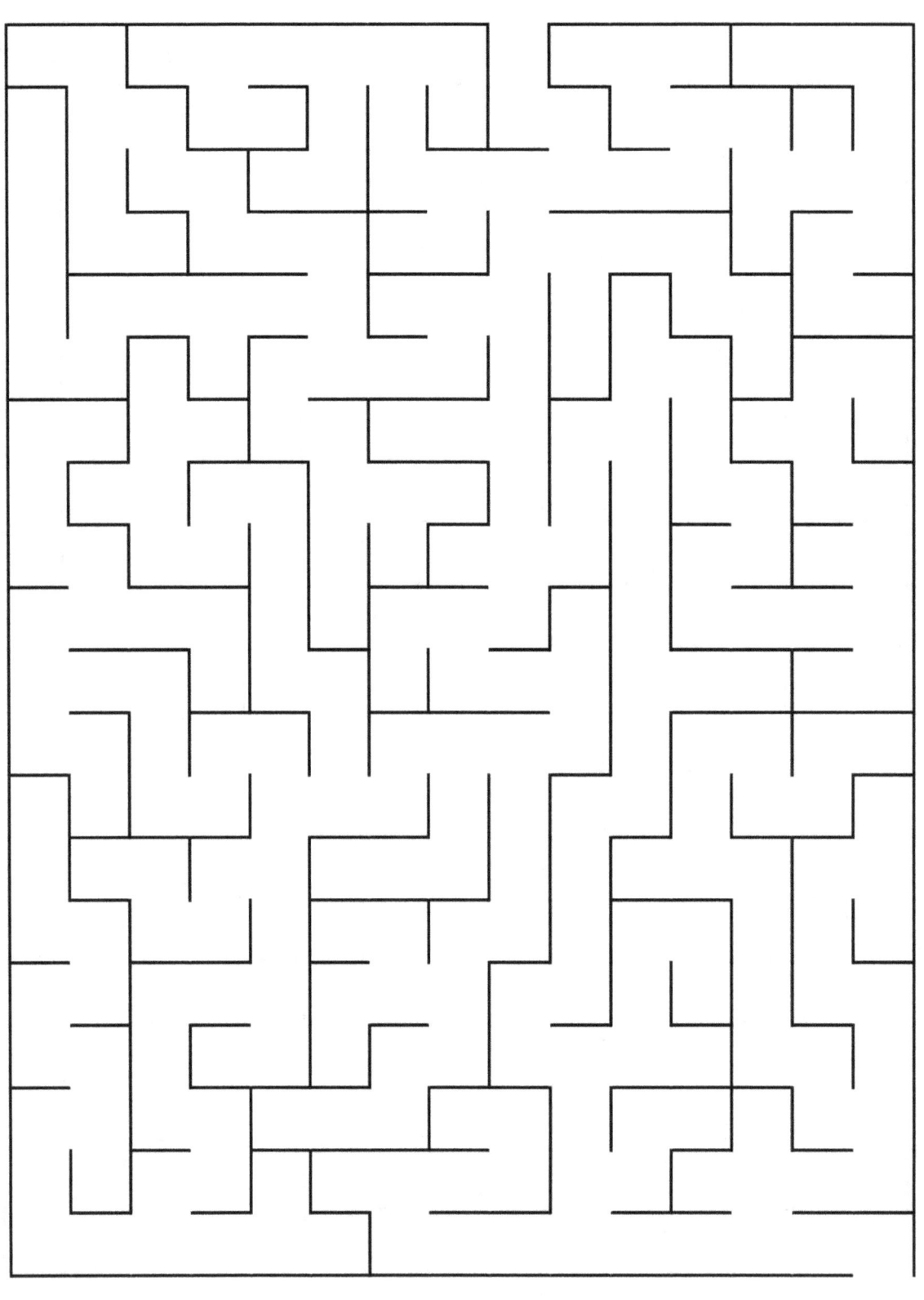

End

Maze 3

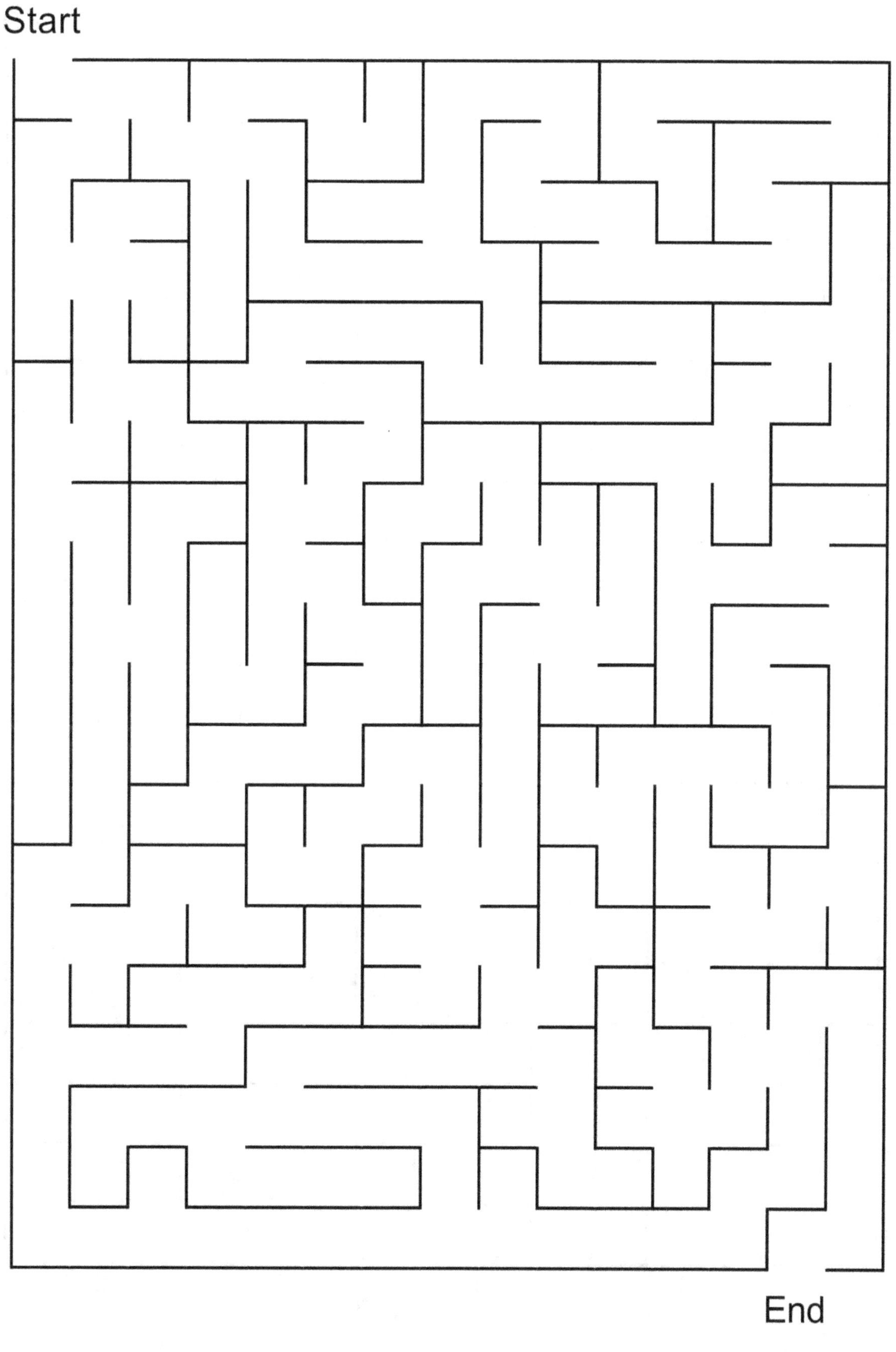

Start

End

Maze 4

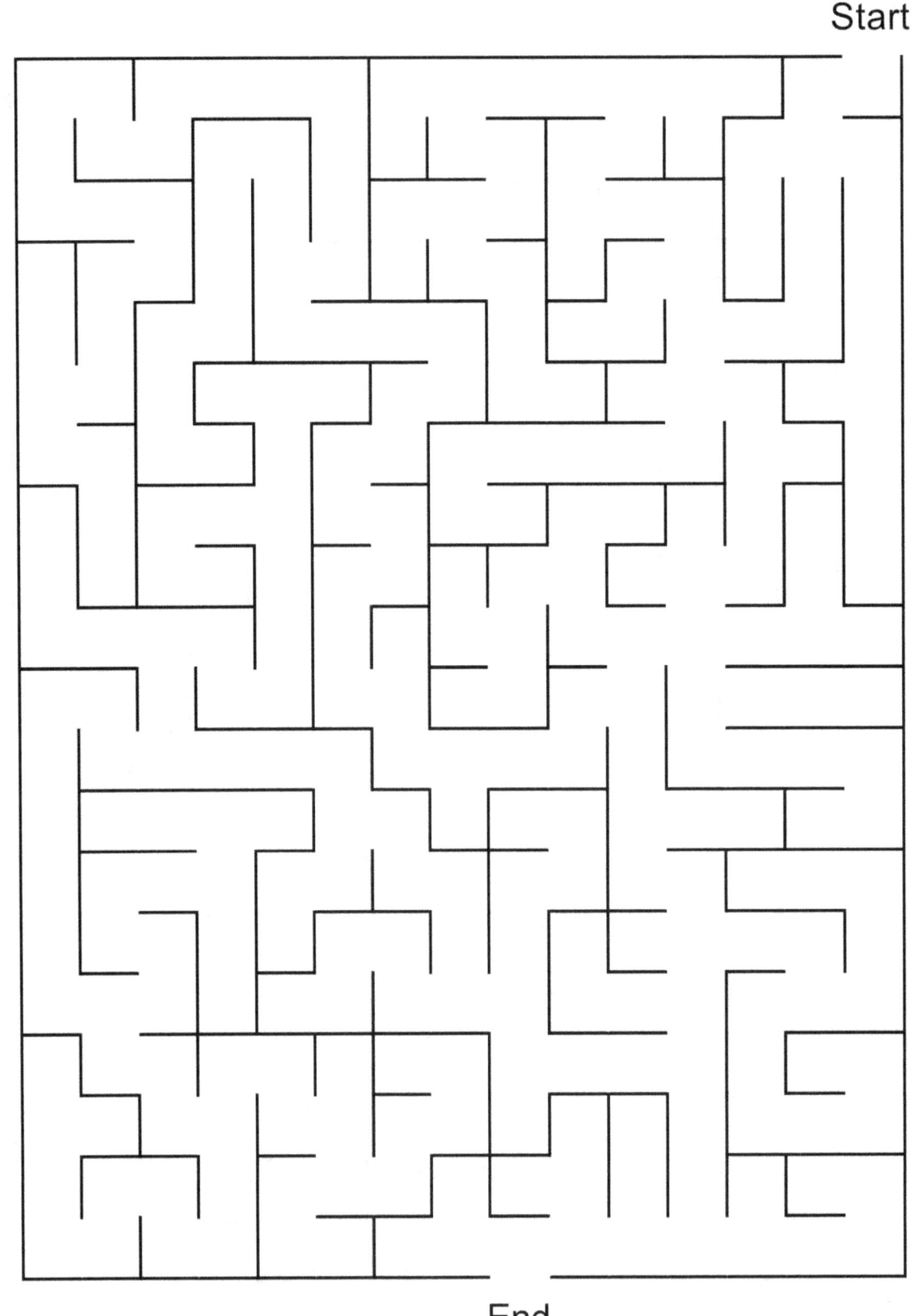

Maze 5

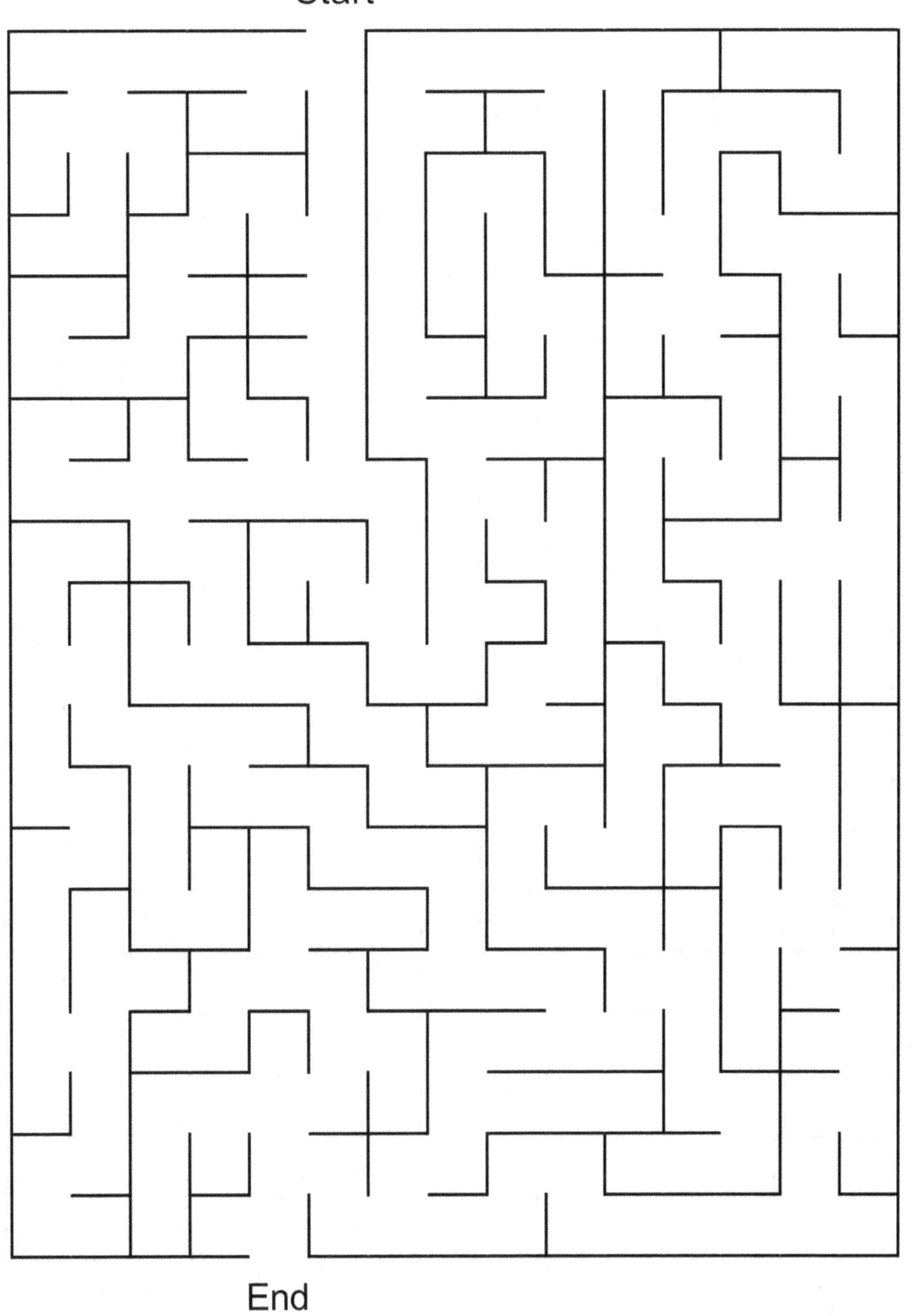

Maze 6

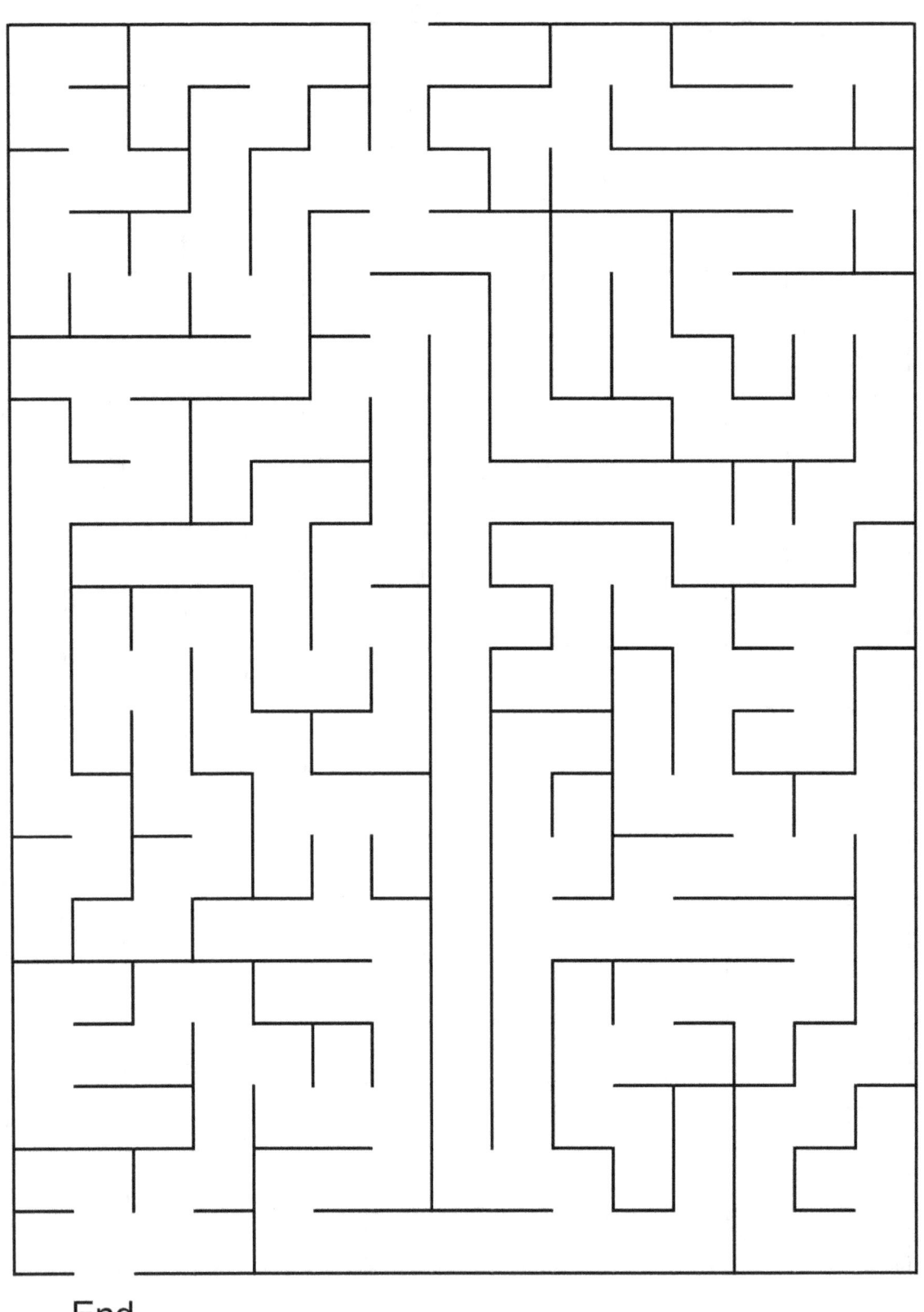

Maze 7

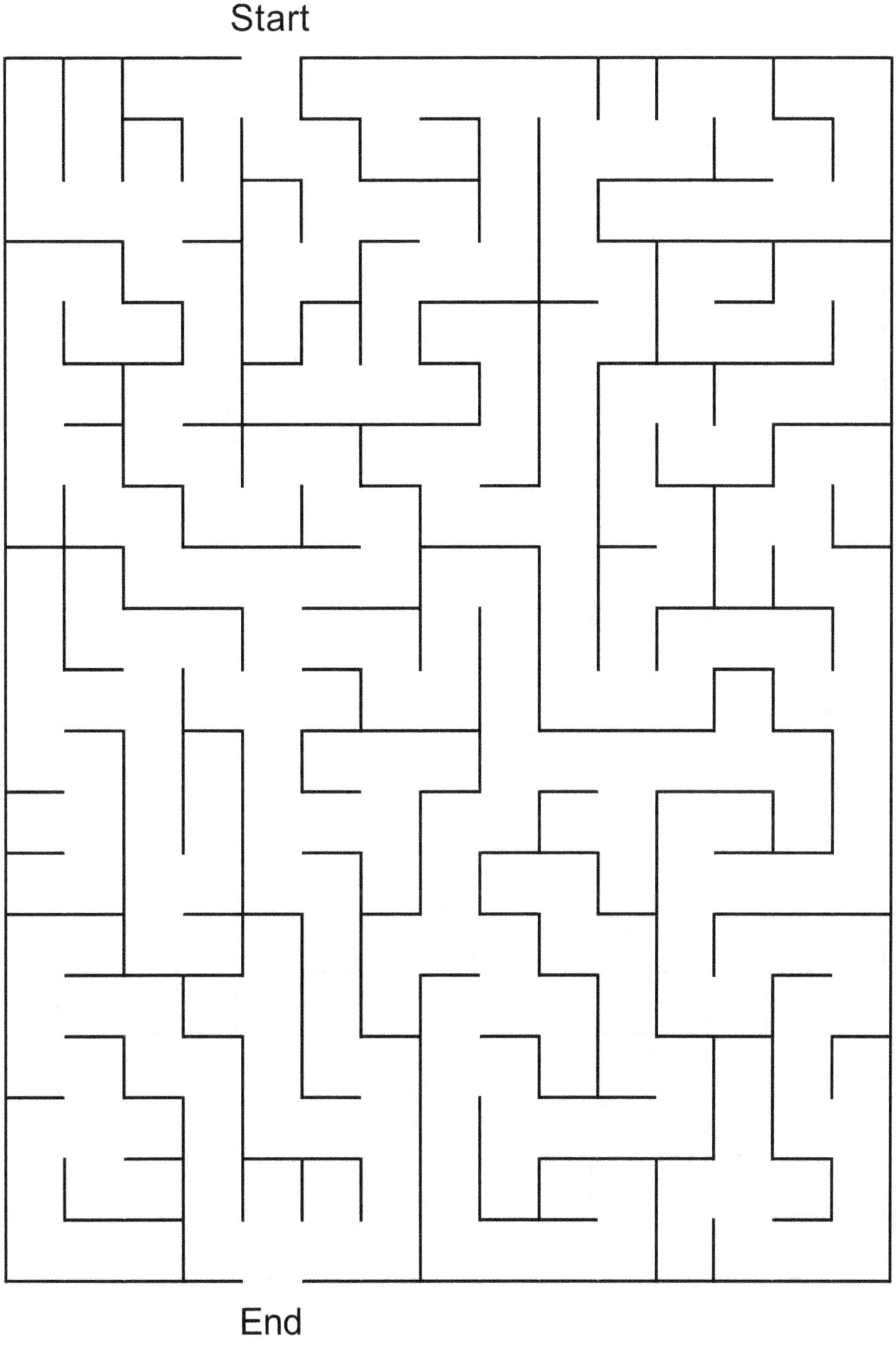

Start

End

Maze 8

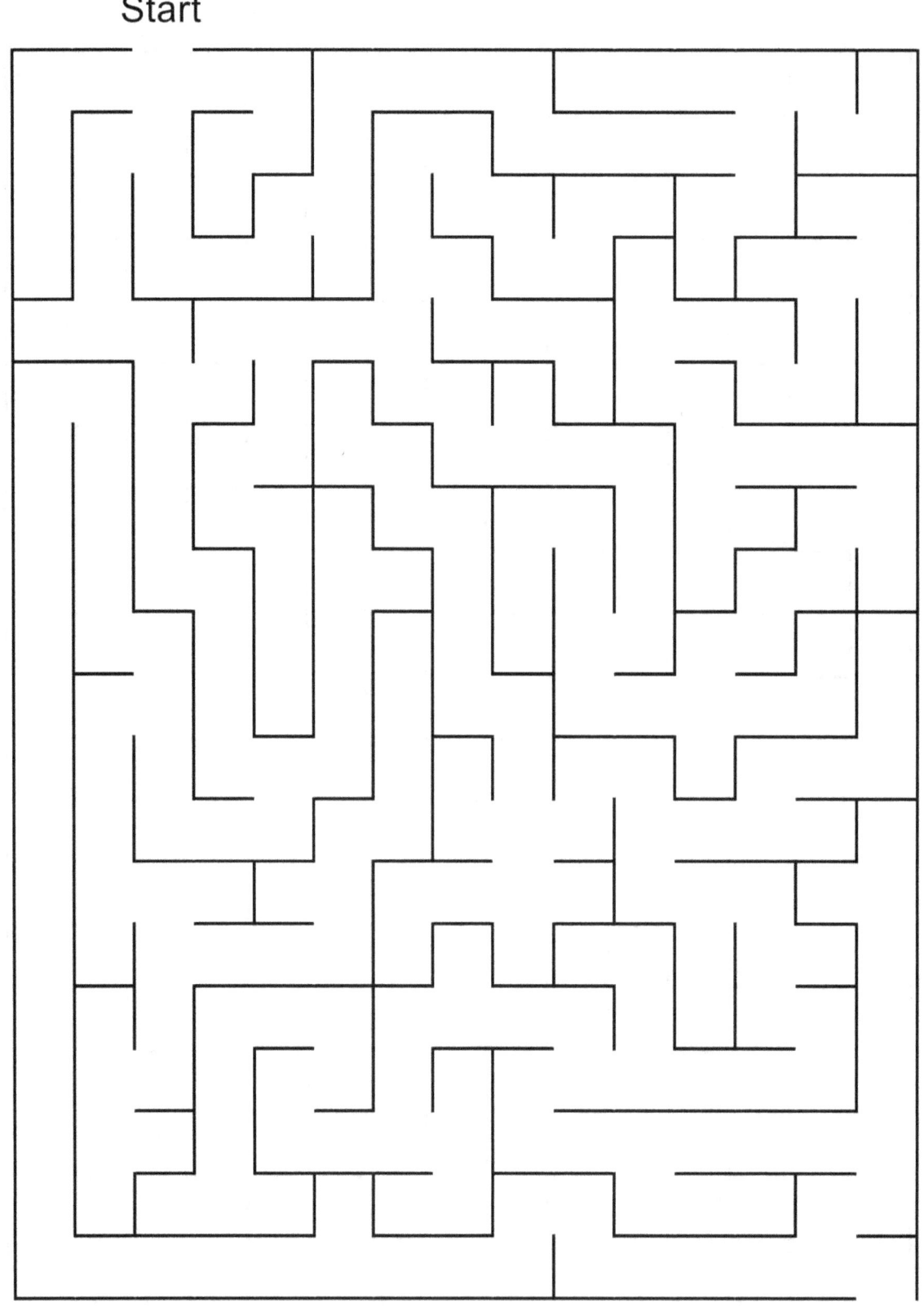

Maze 9

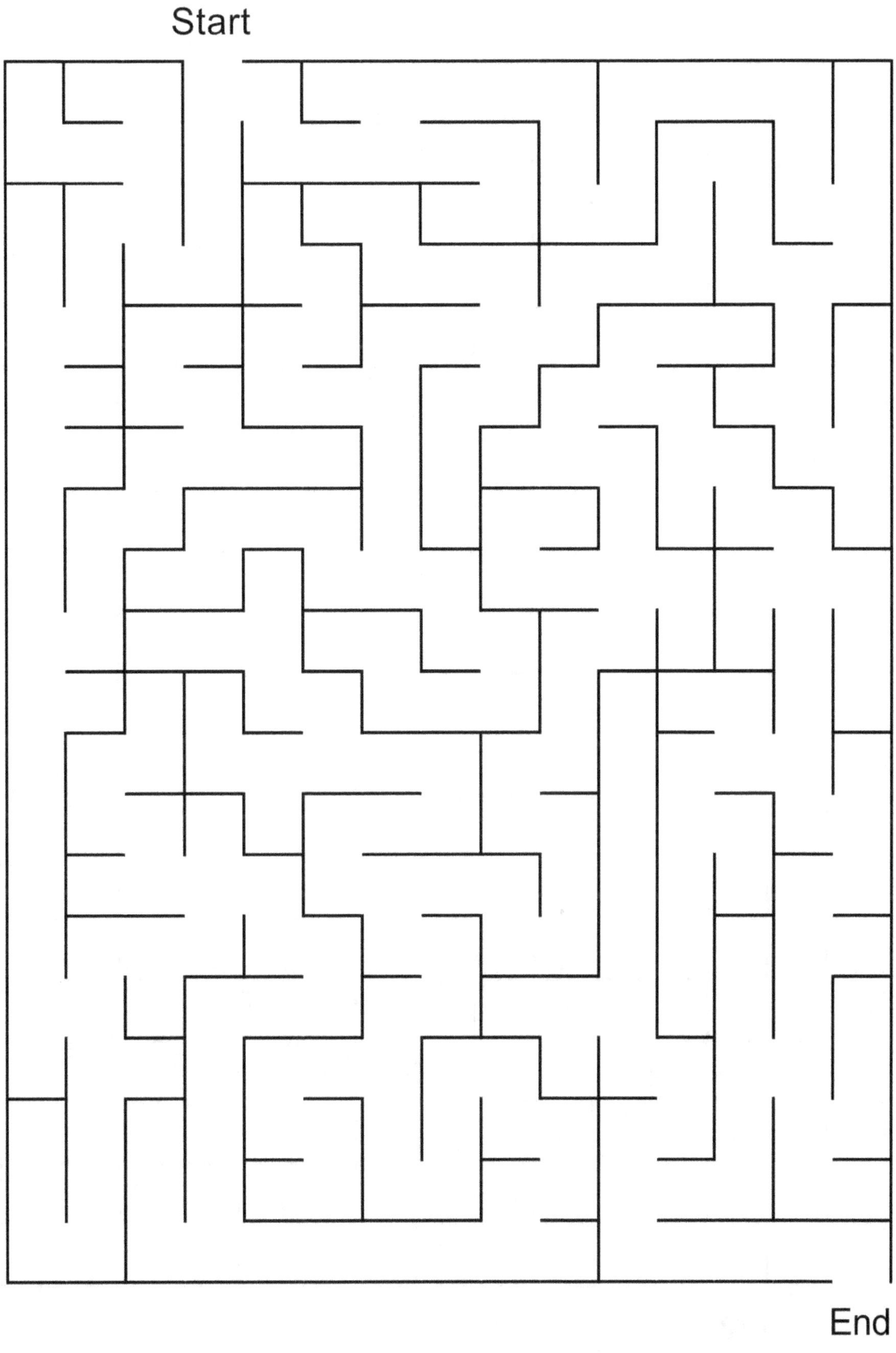

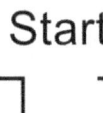

Maze 10

Start

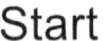

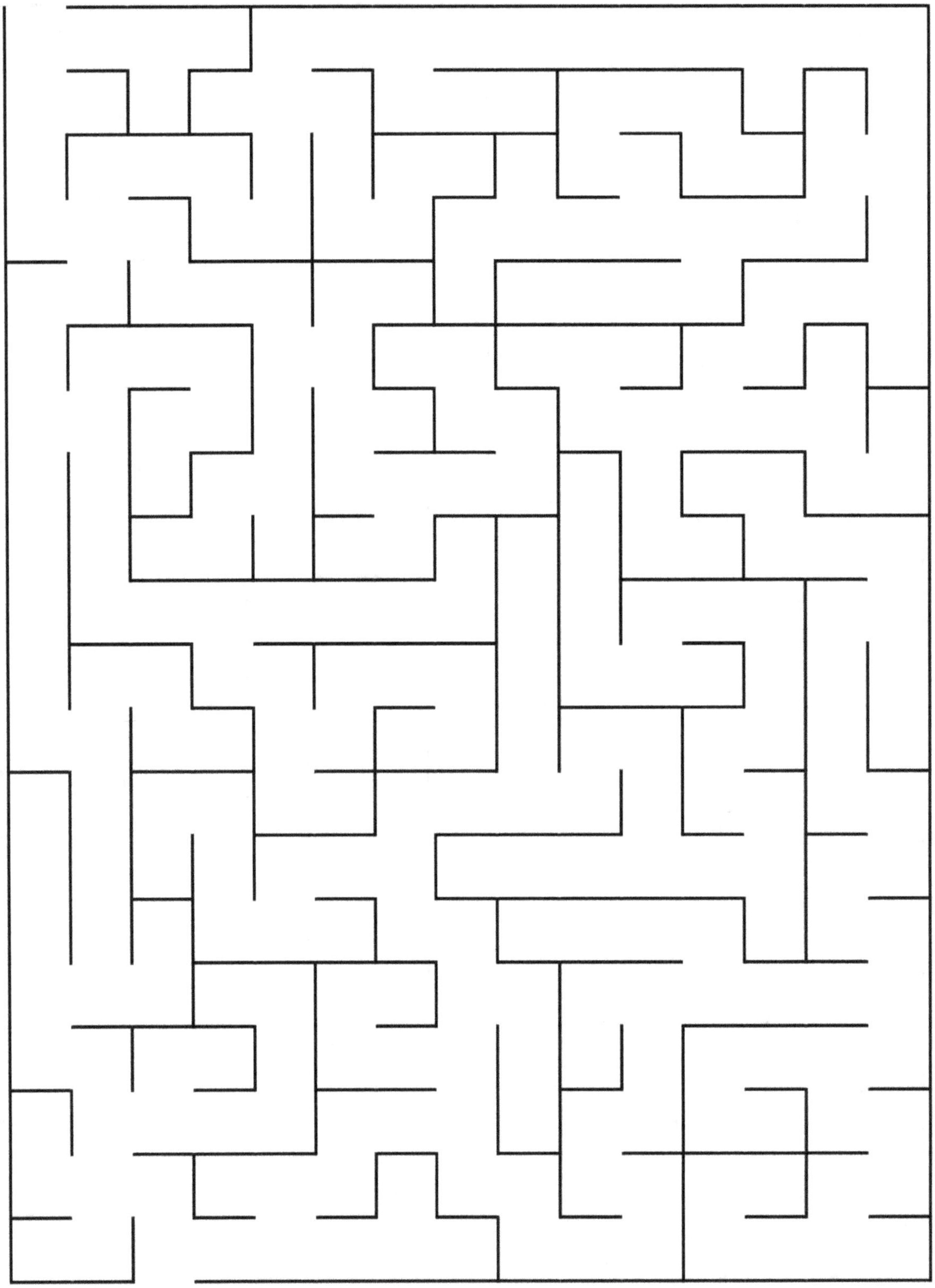

End

Maze 11

Start

End

Maze 12

Start

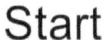

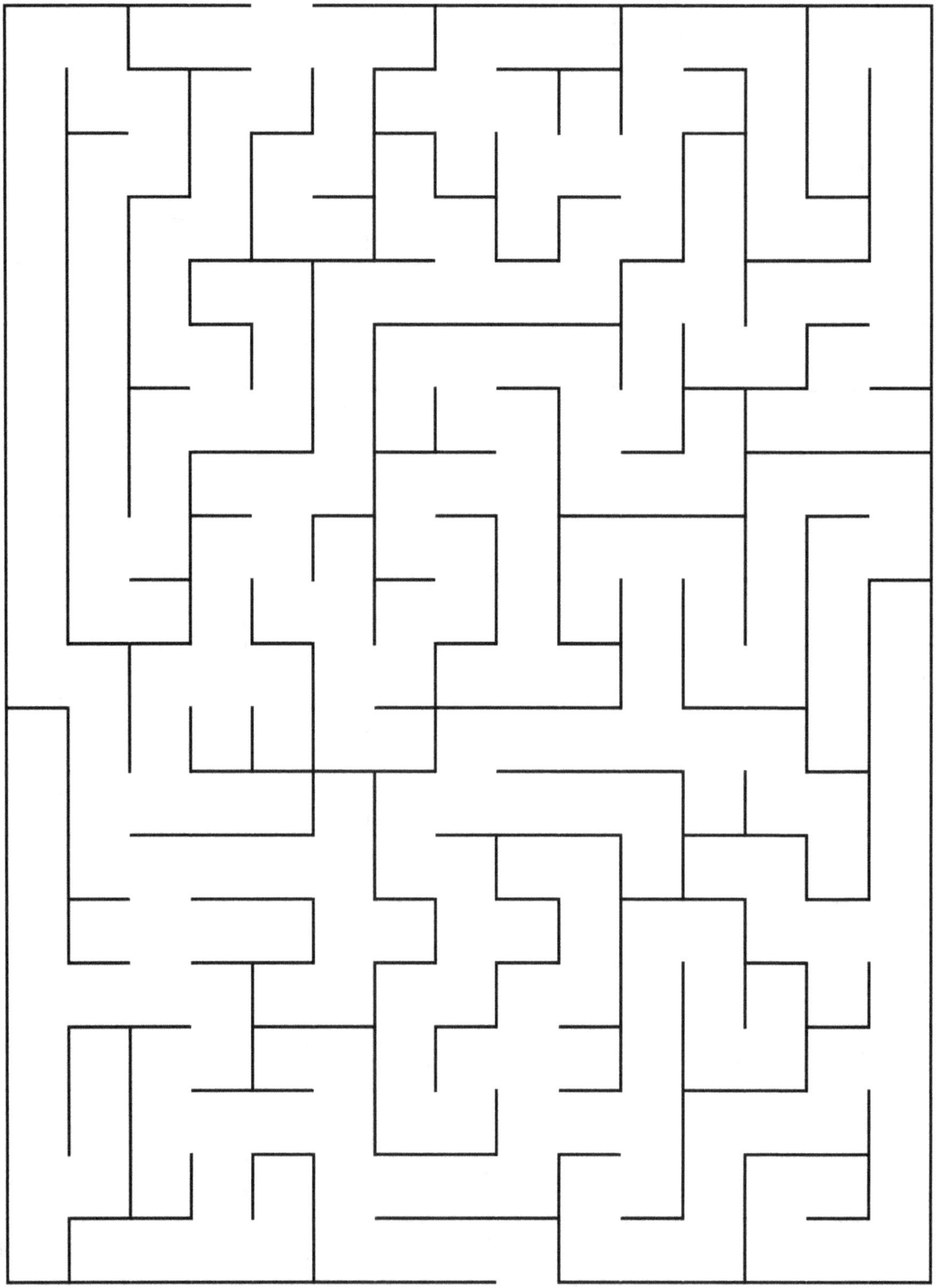

End

Maze 13

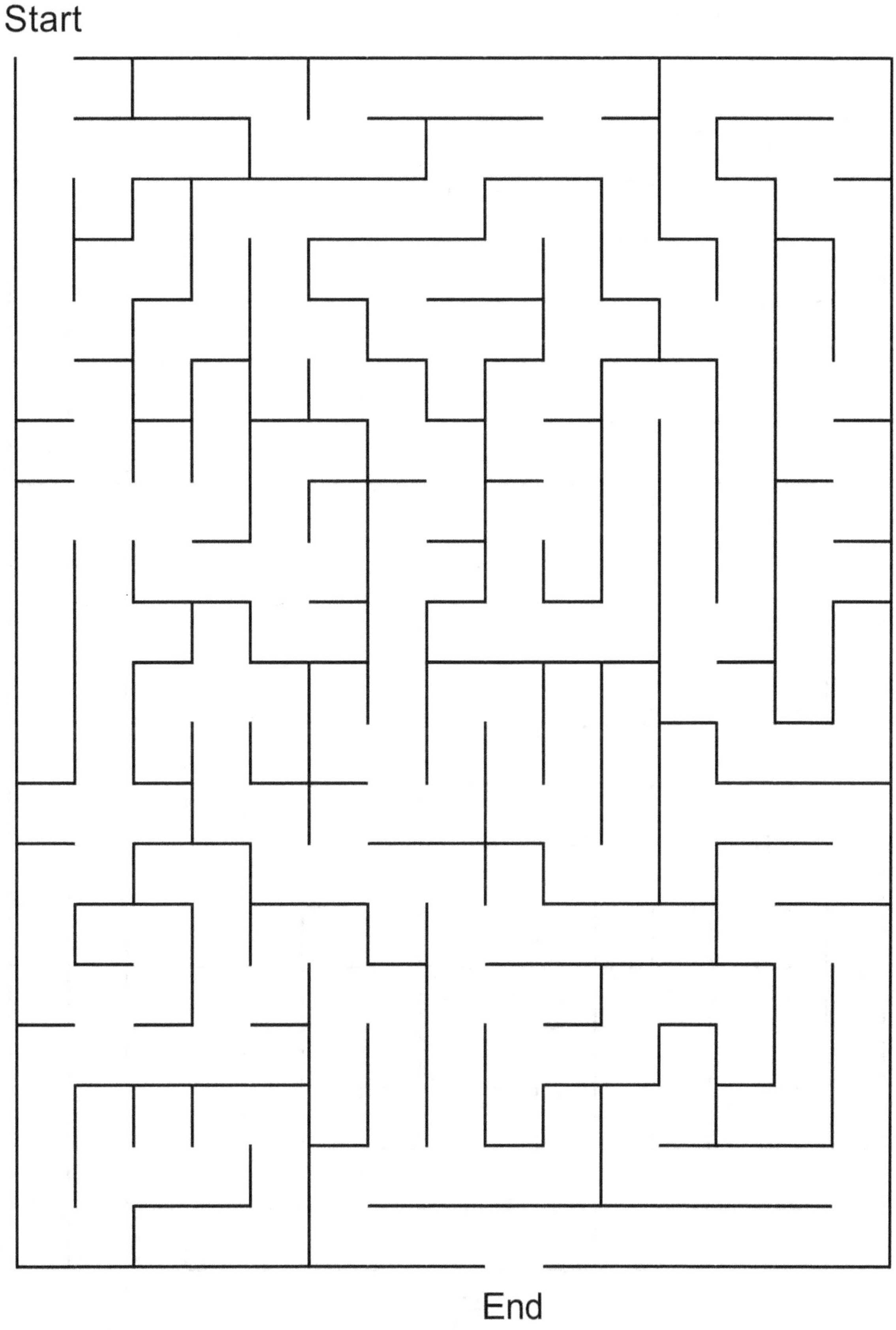

Start

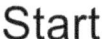

End

Maze 14

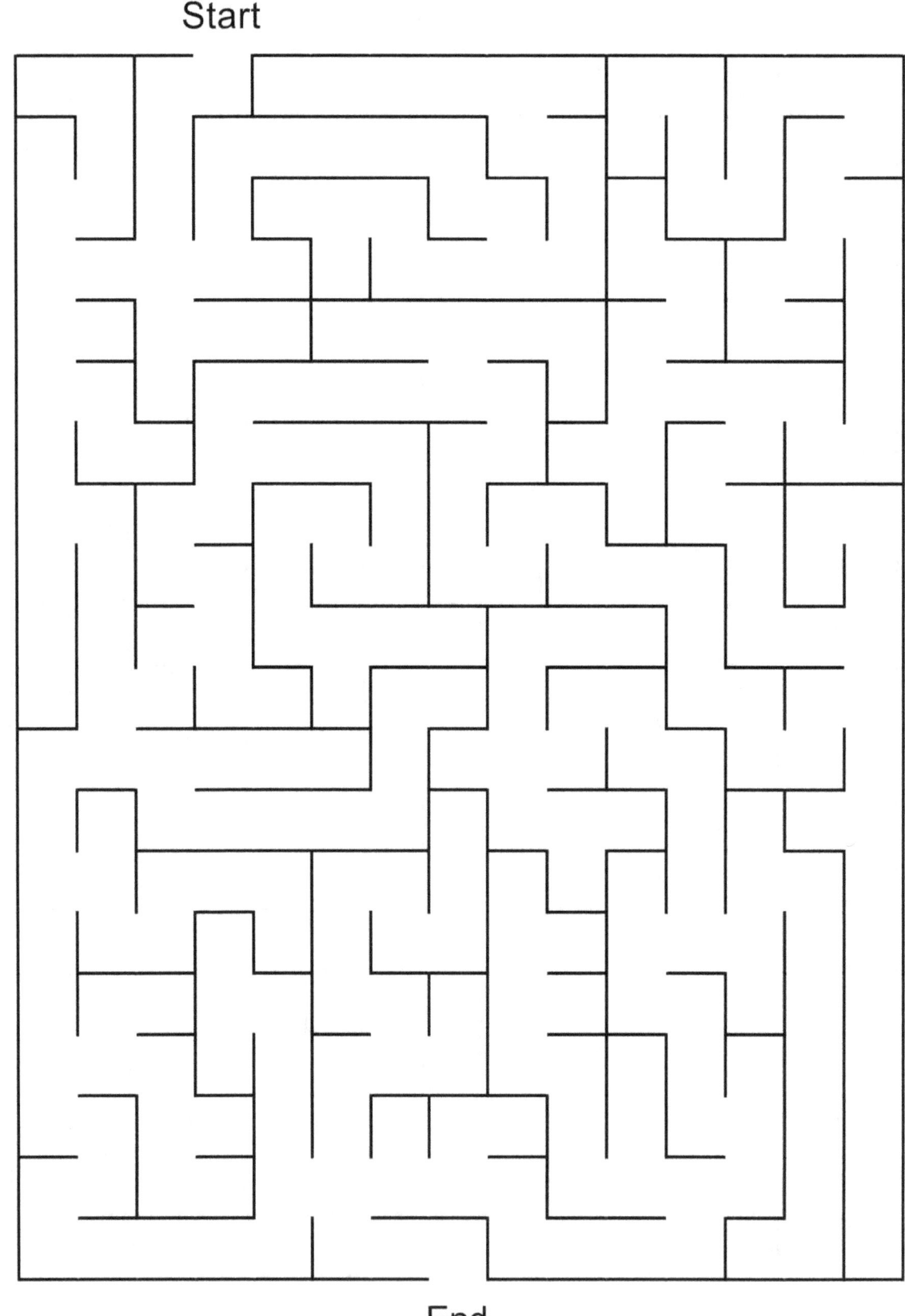

Maze 15

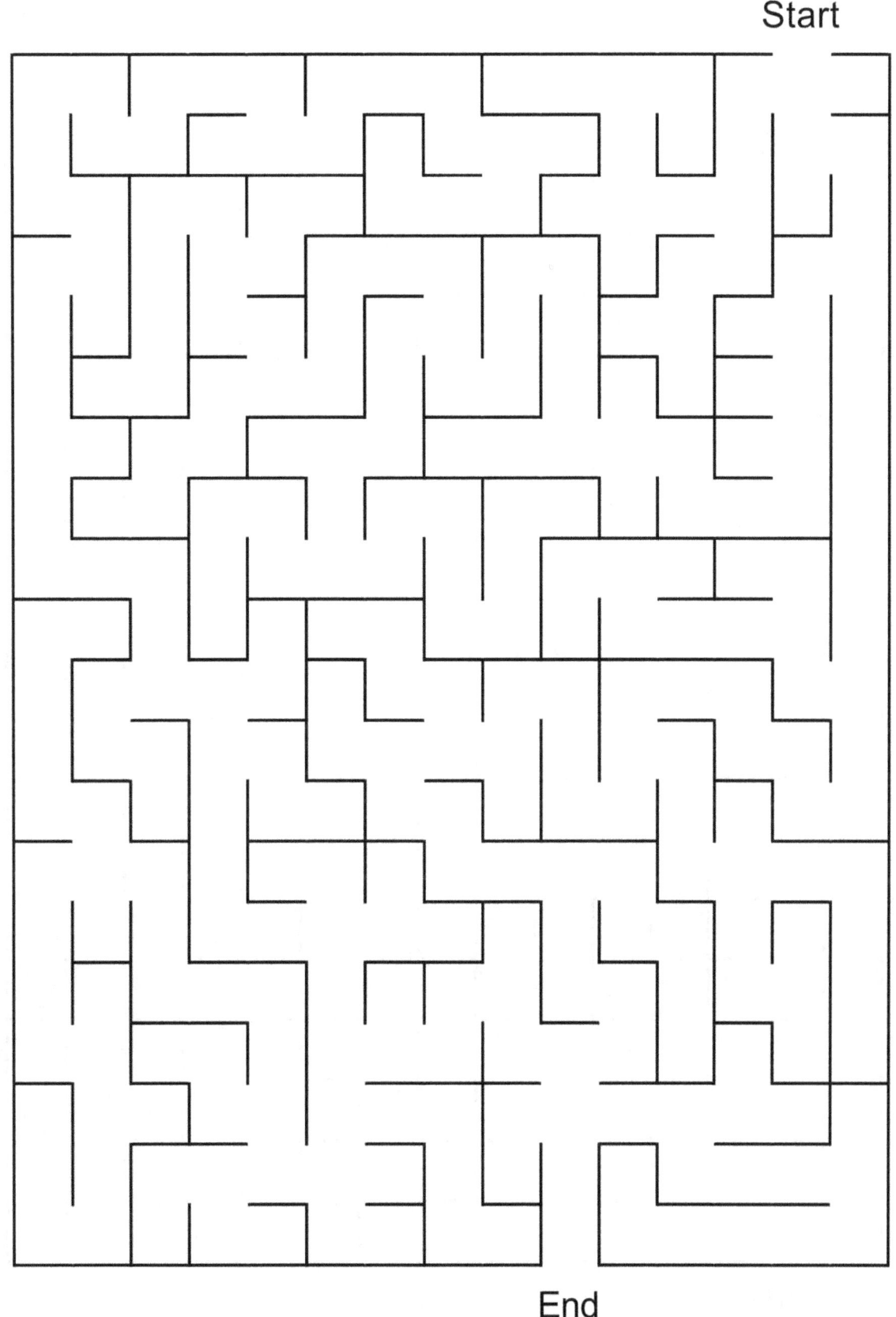

Maze 16

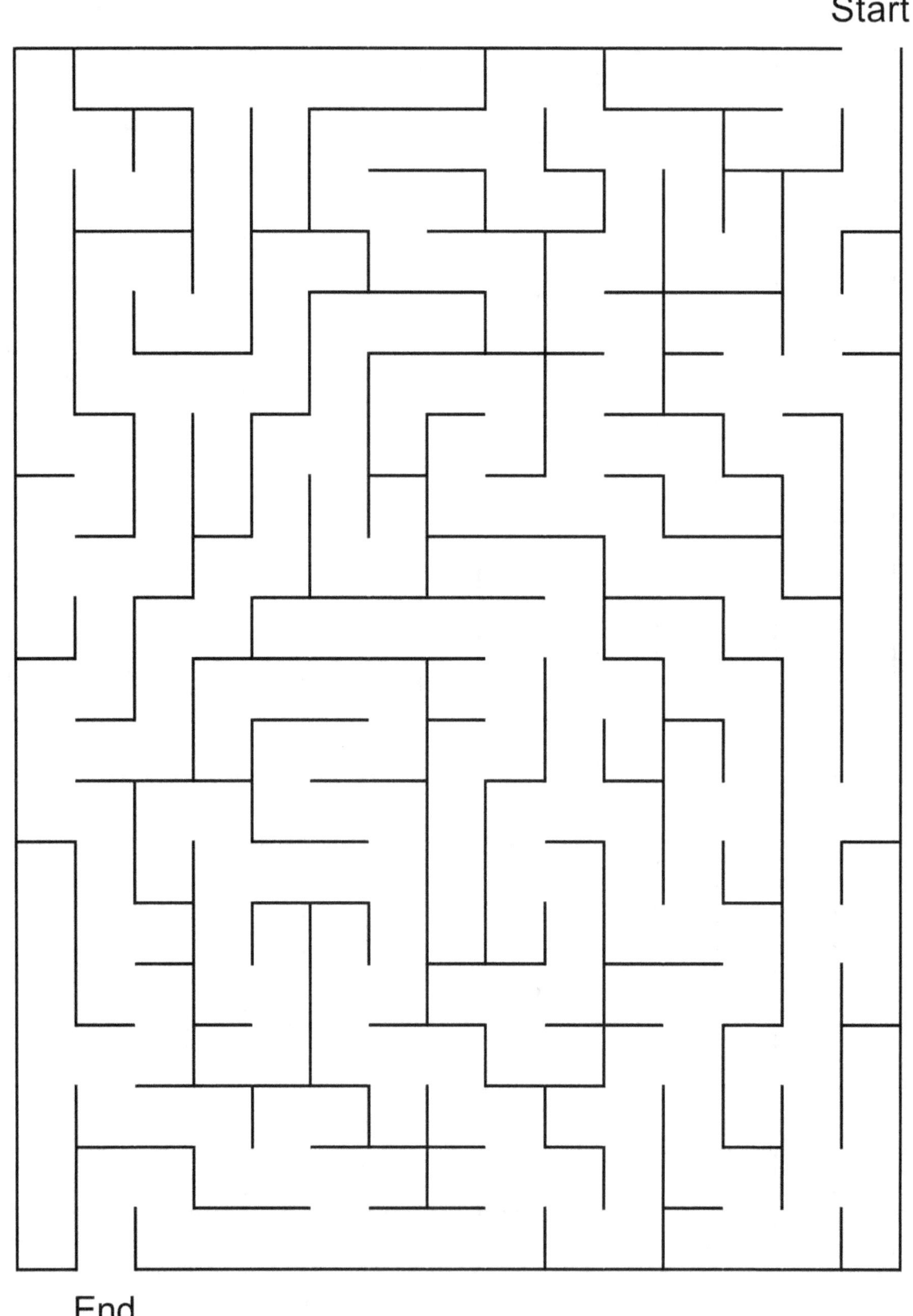

Start

End

Maze 17

Start

End

Maze 18

Start

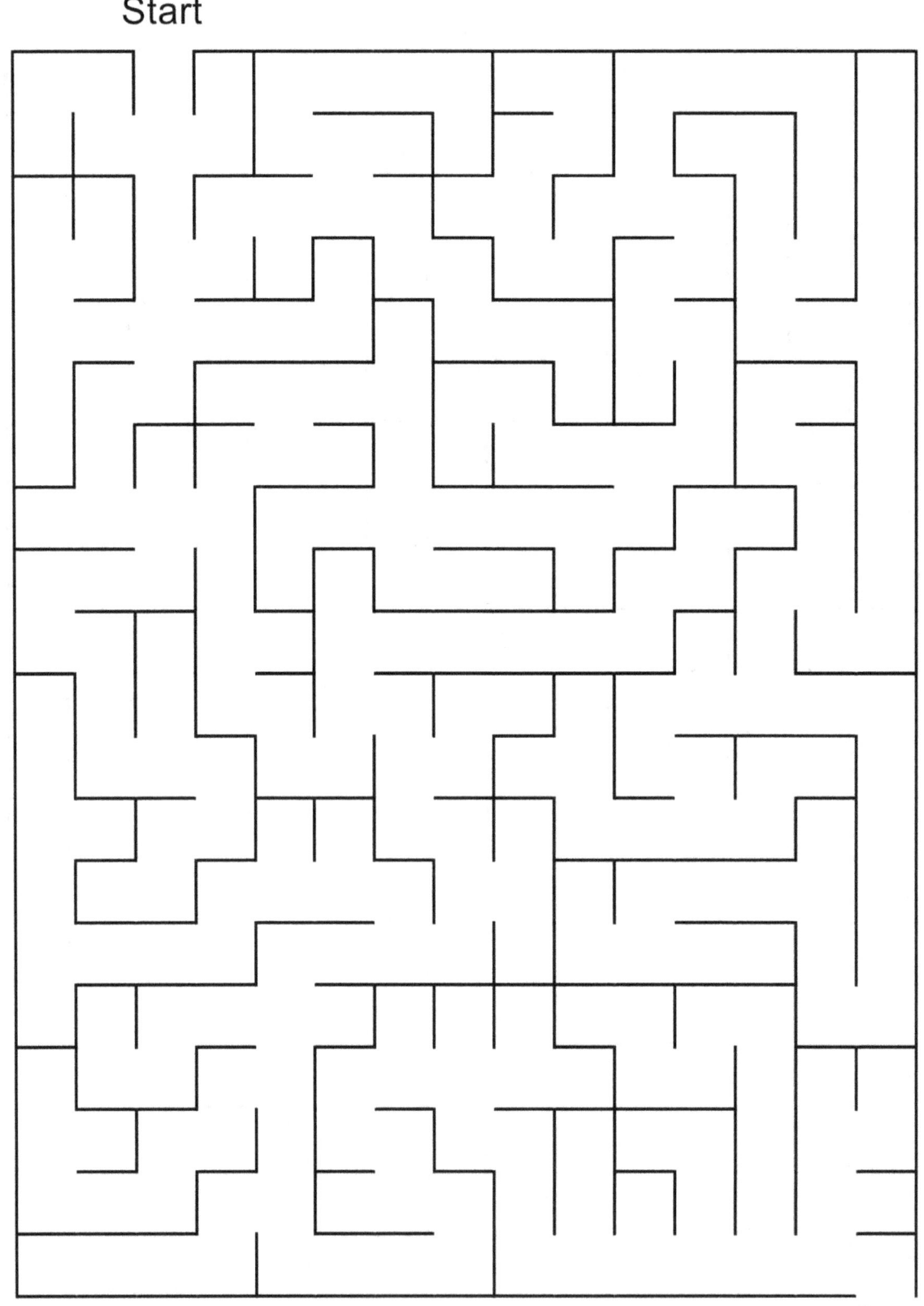

End

Maze 19

Start

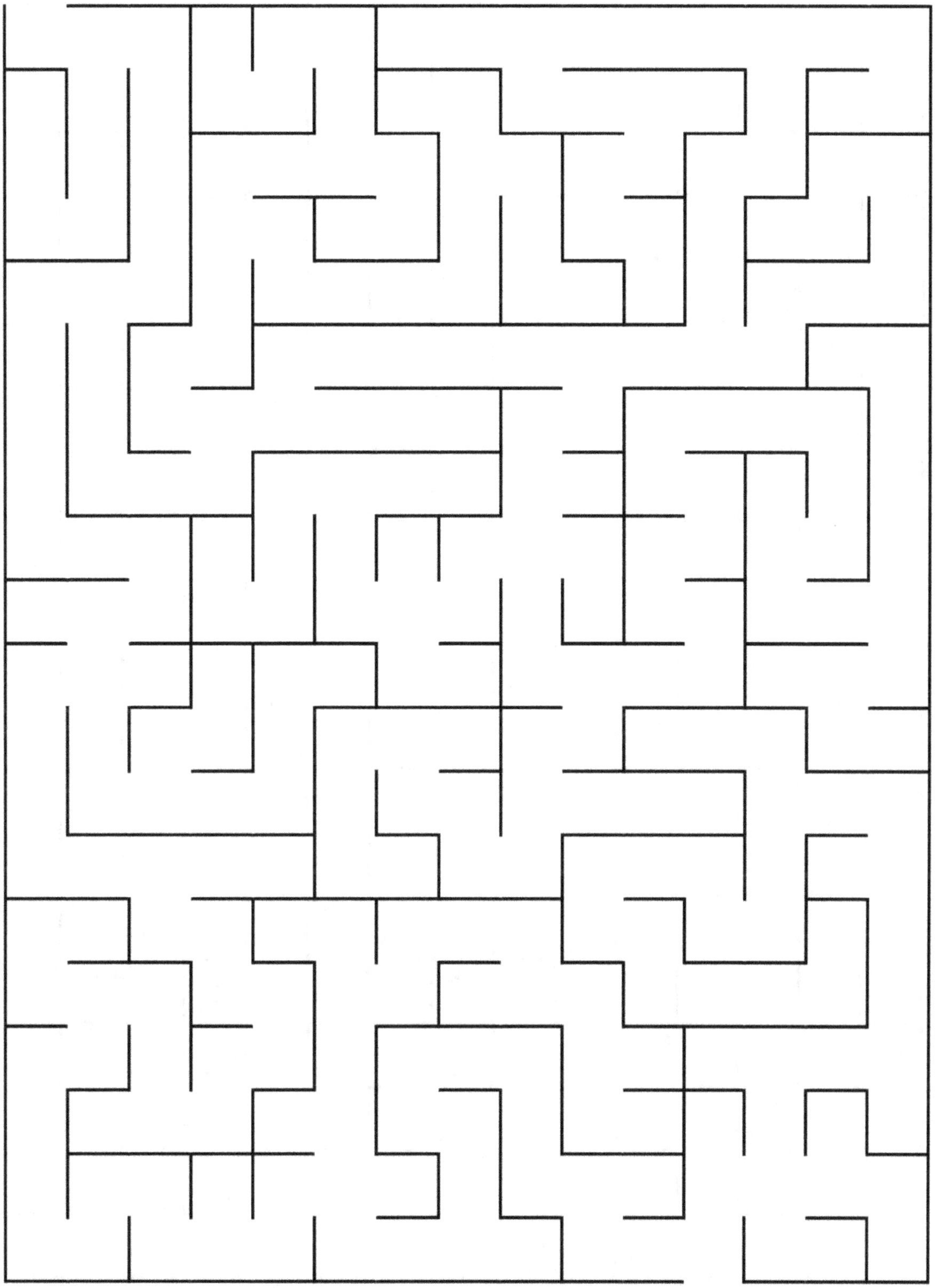

End

Maze 20

Start

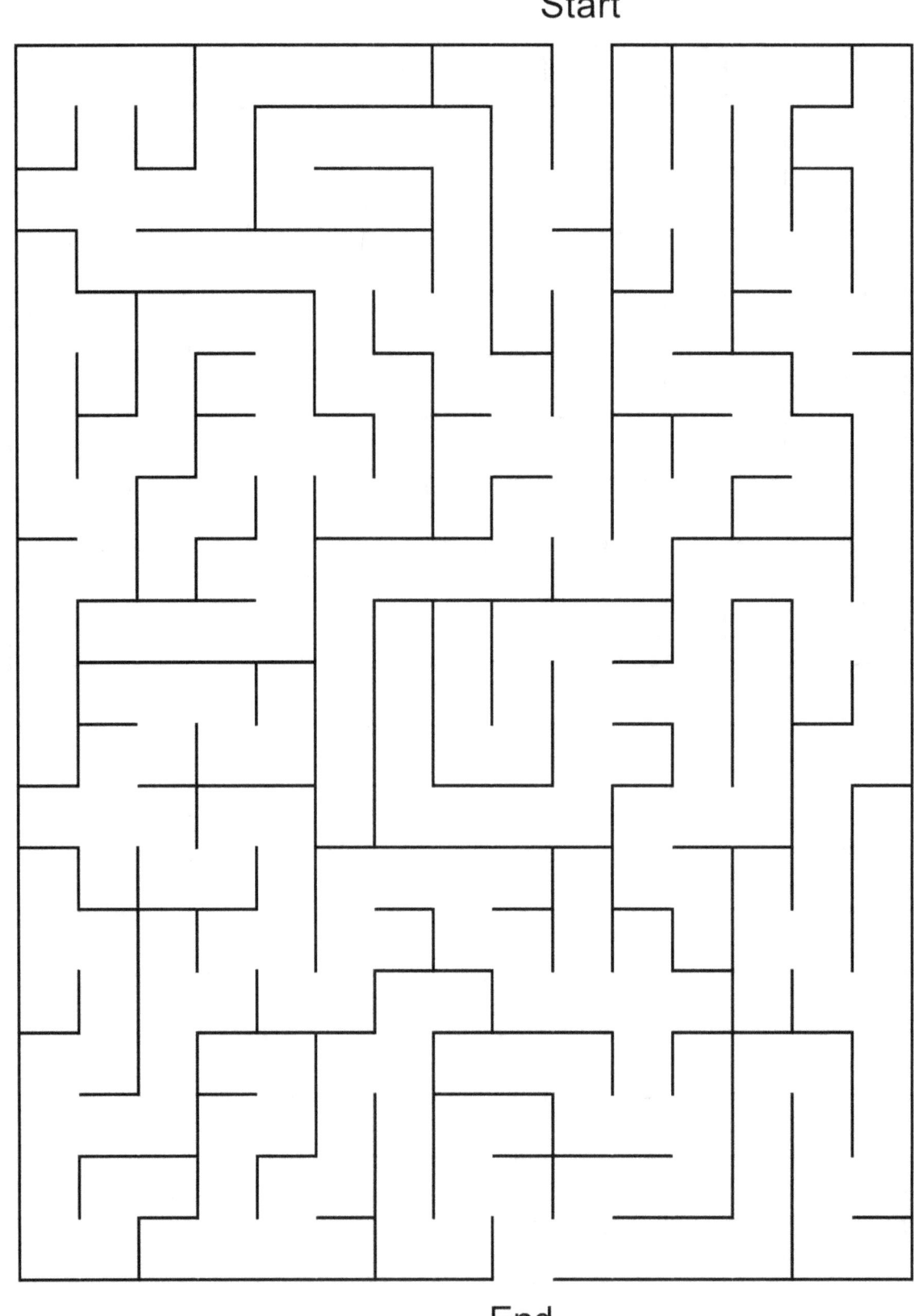

End

Maze 21

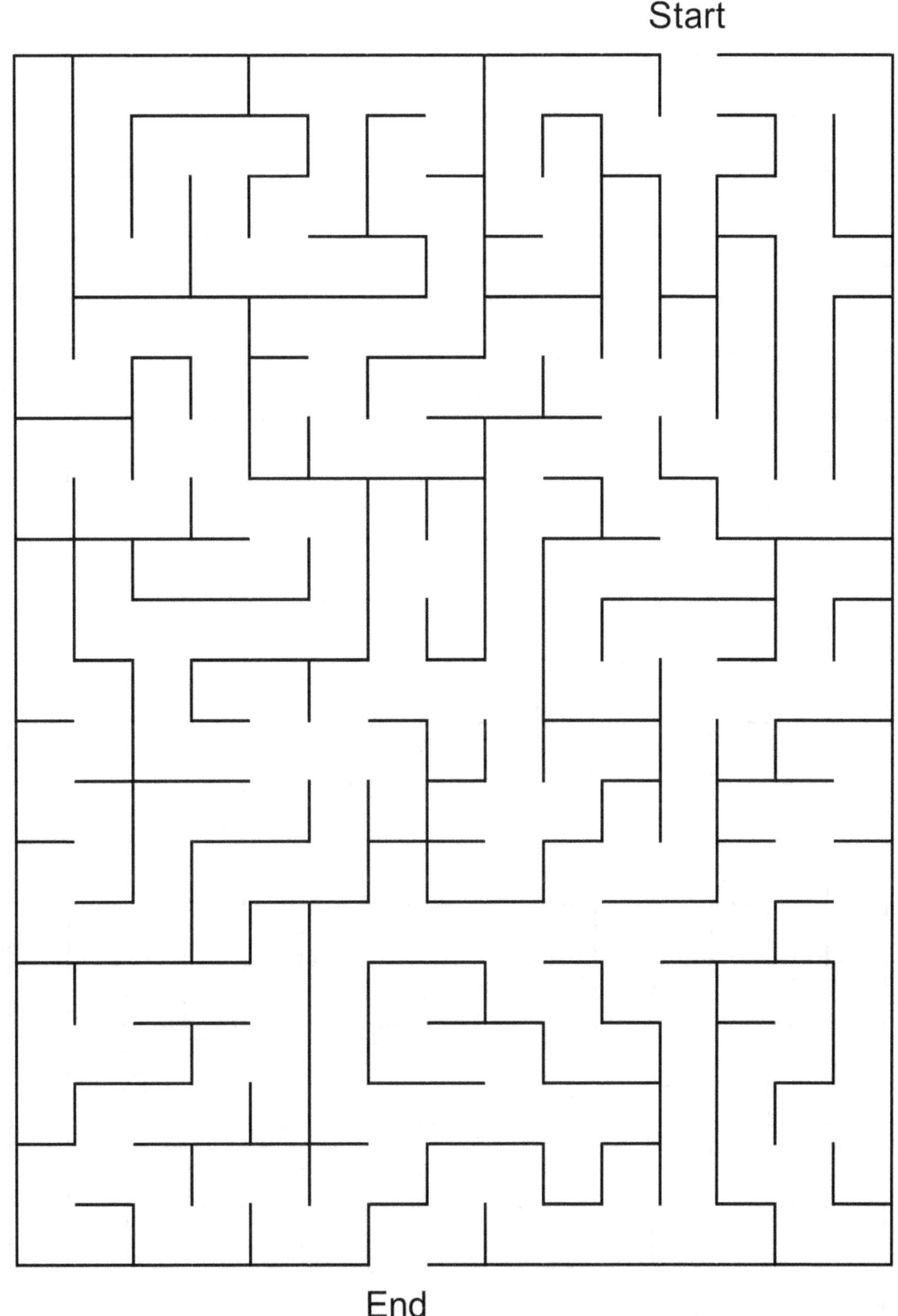

Maze 22

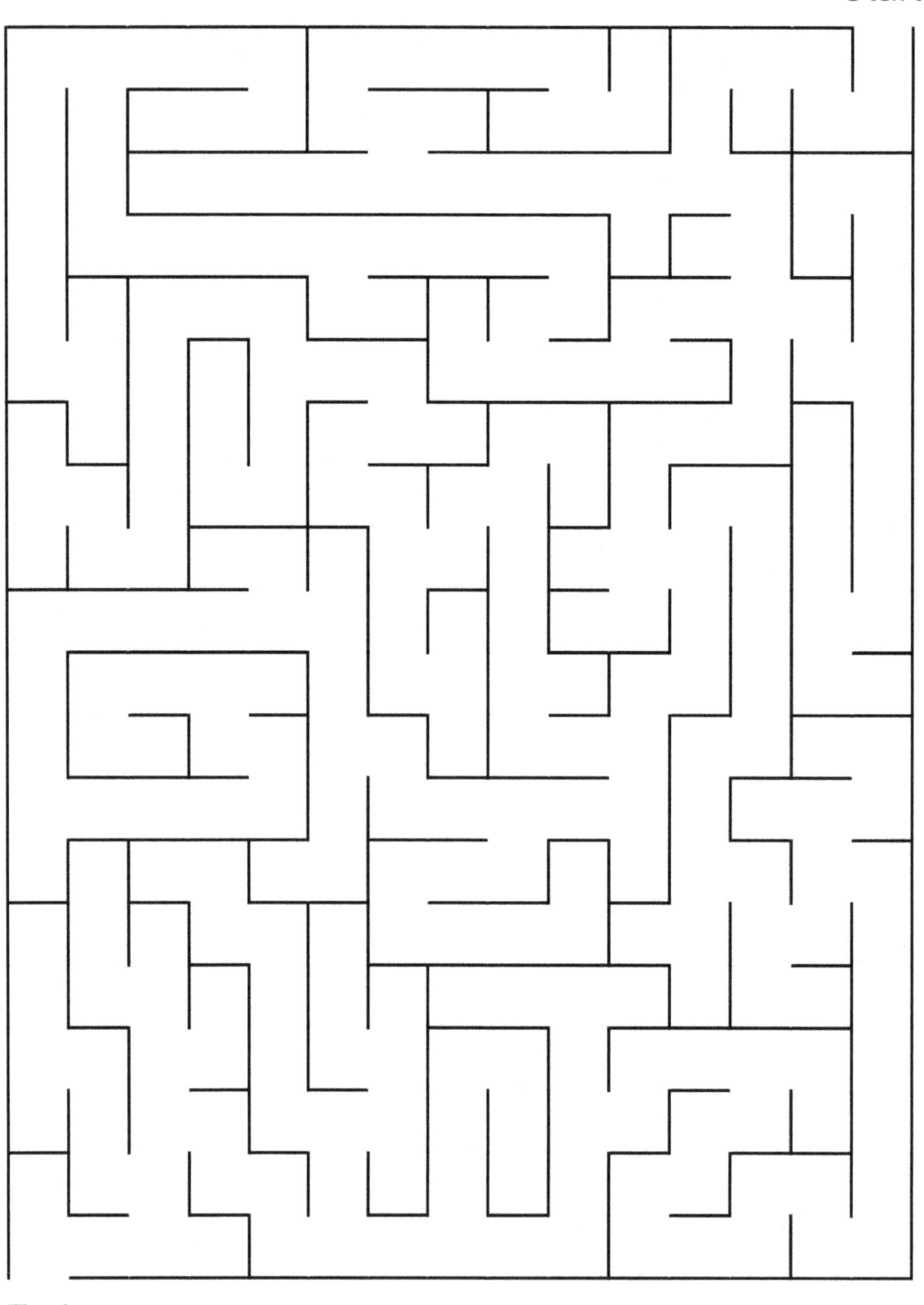

Maze 23

Start

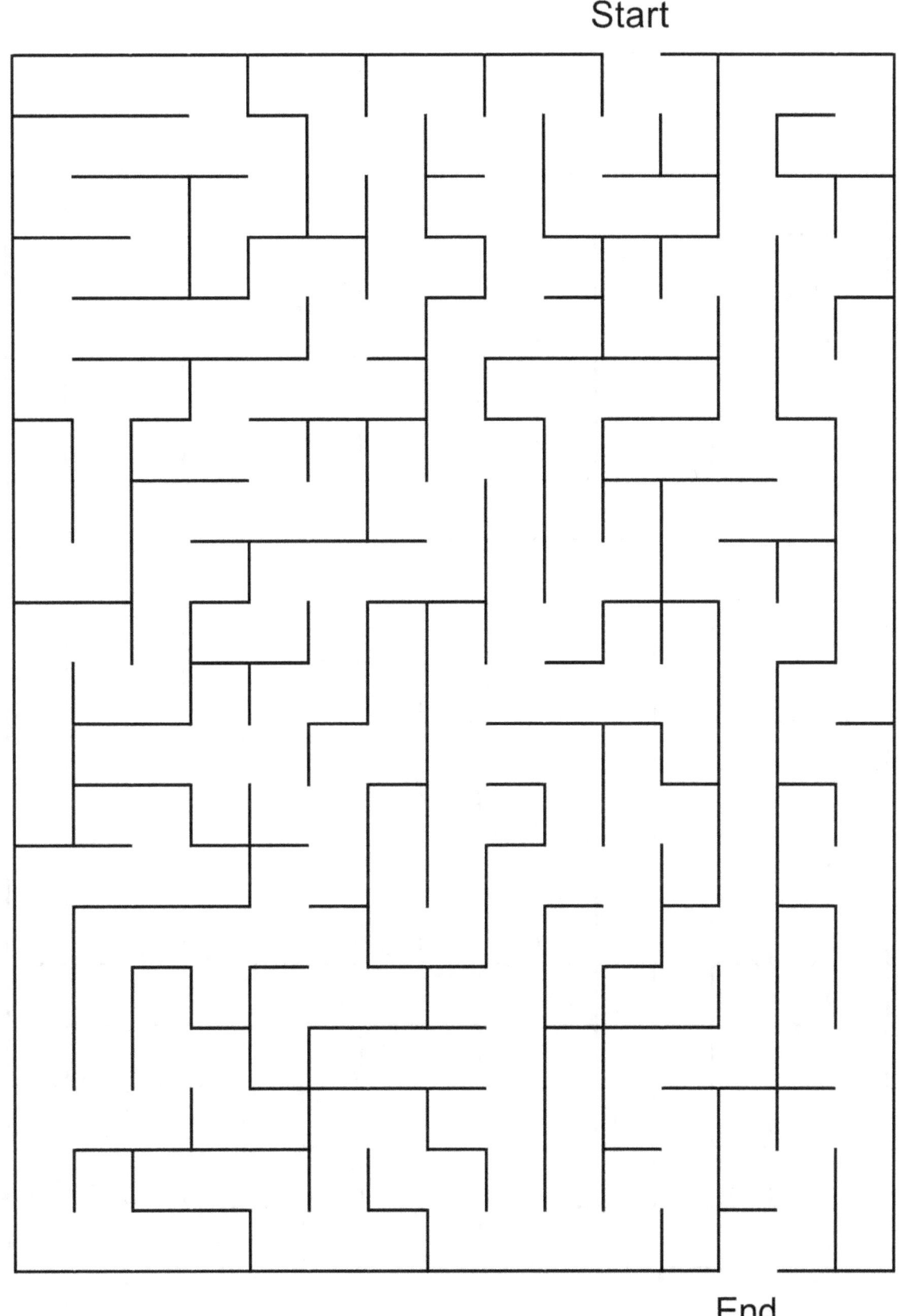

End

Maze 24

Start

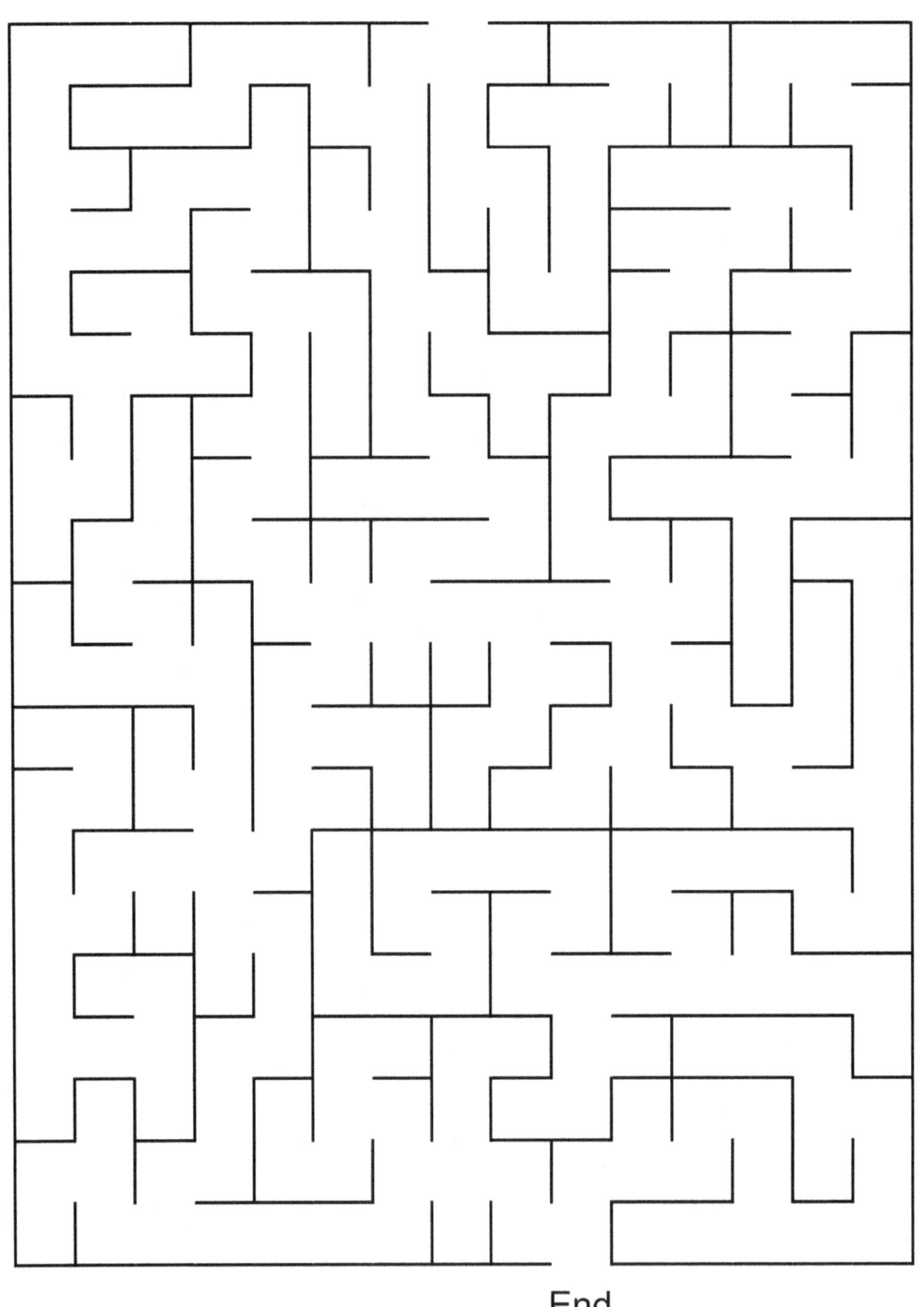

End

Maze 25

Start

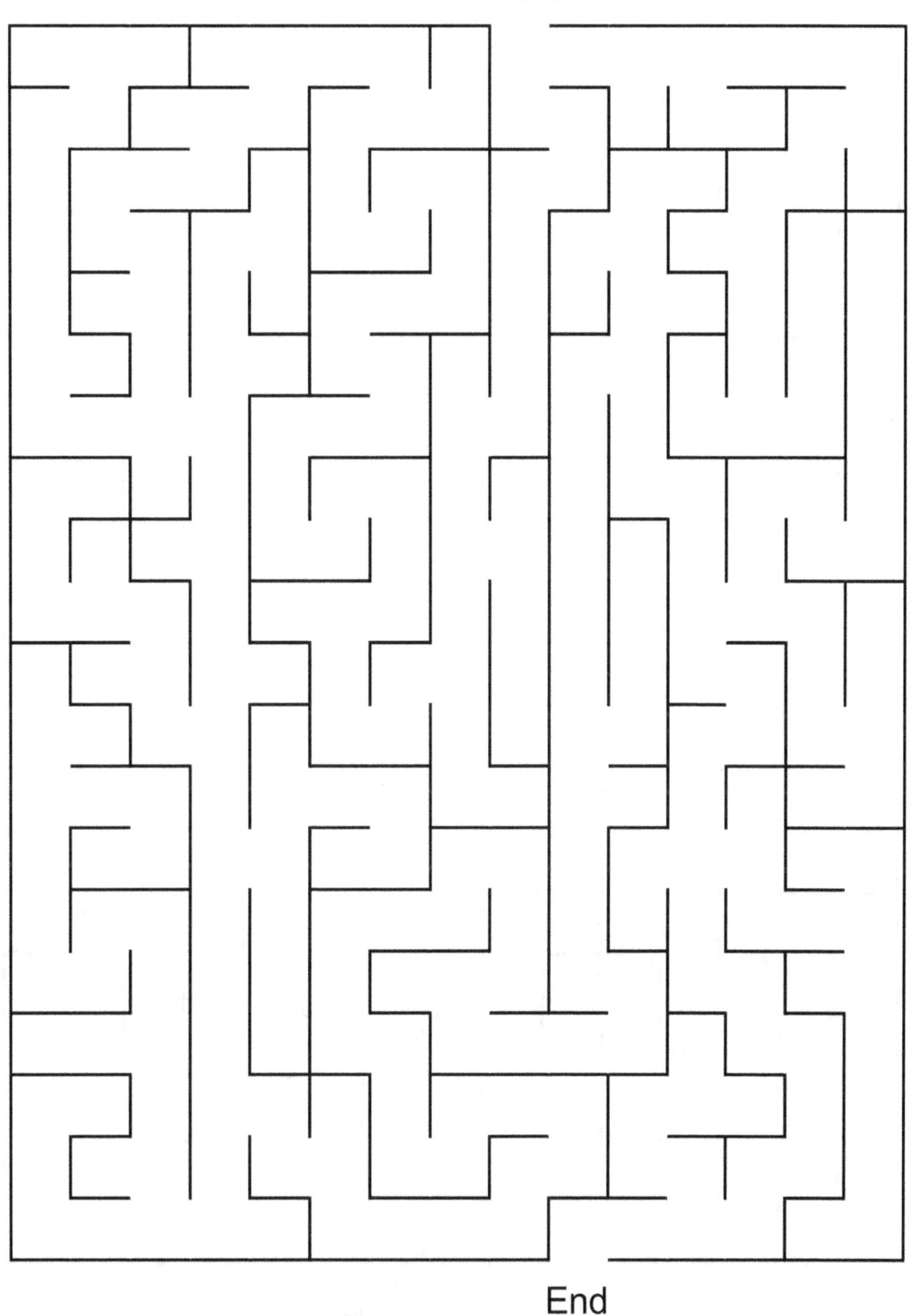

End

Maze 26

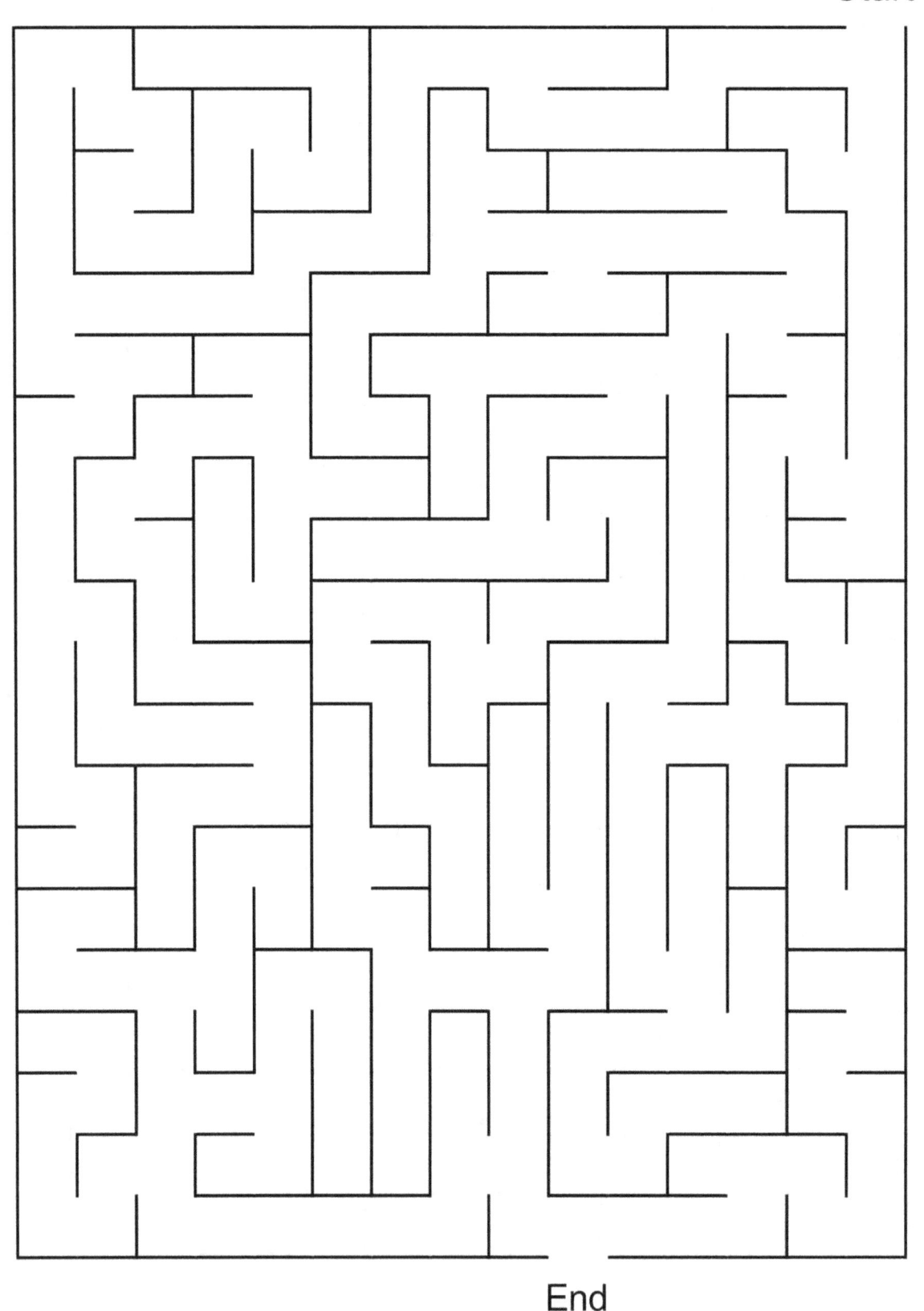

Start

End

Maze 27

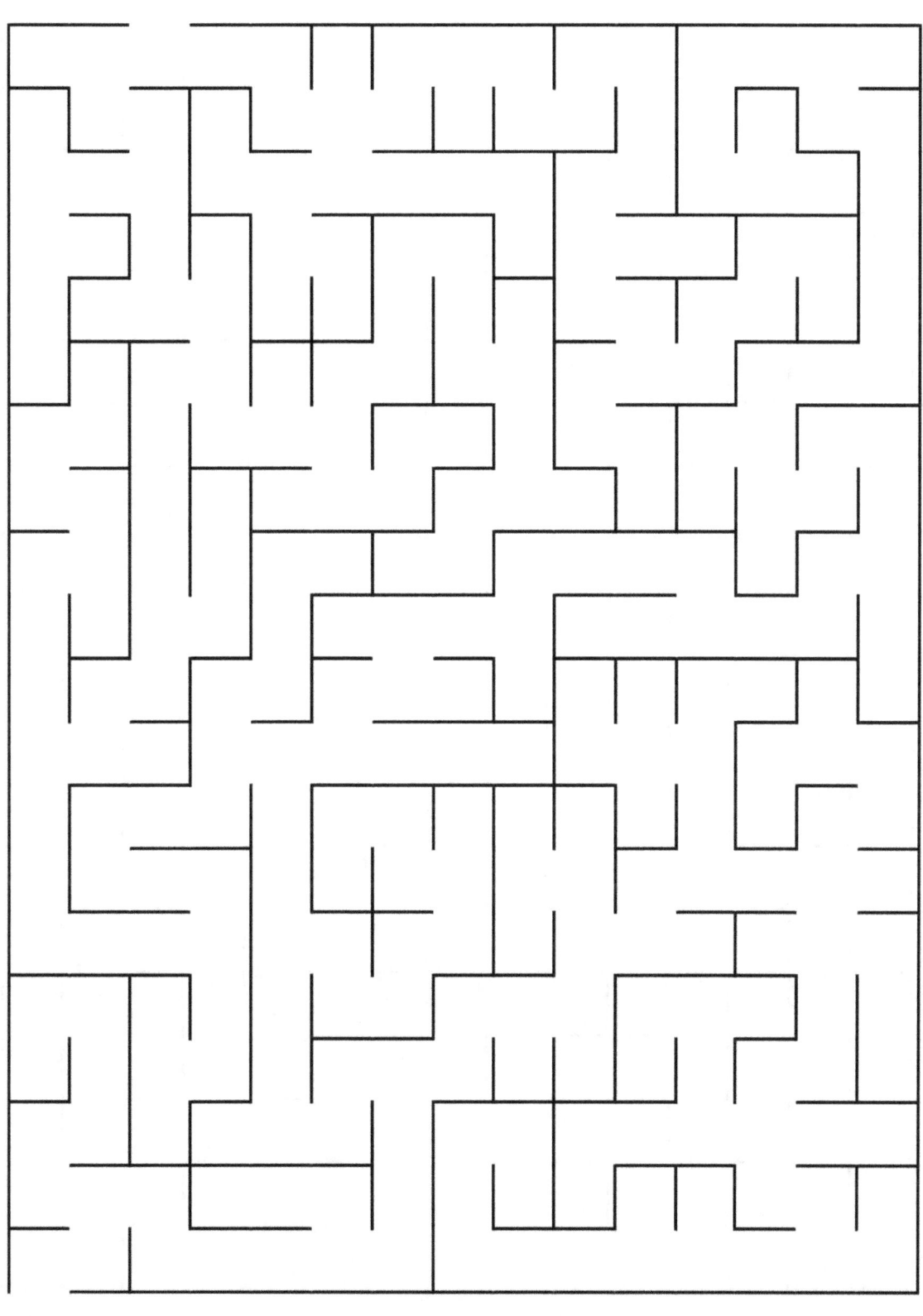

Maze 28

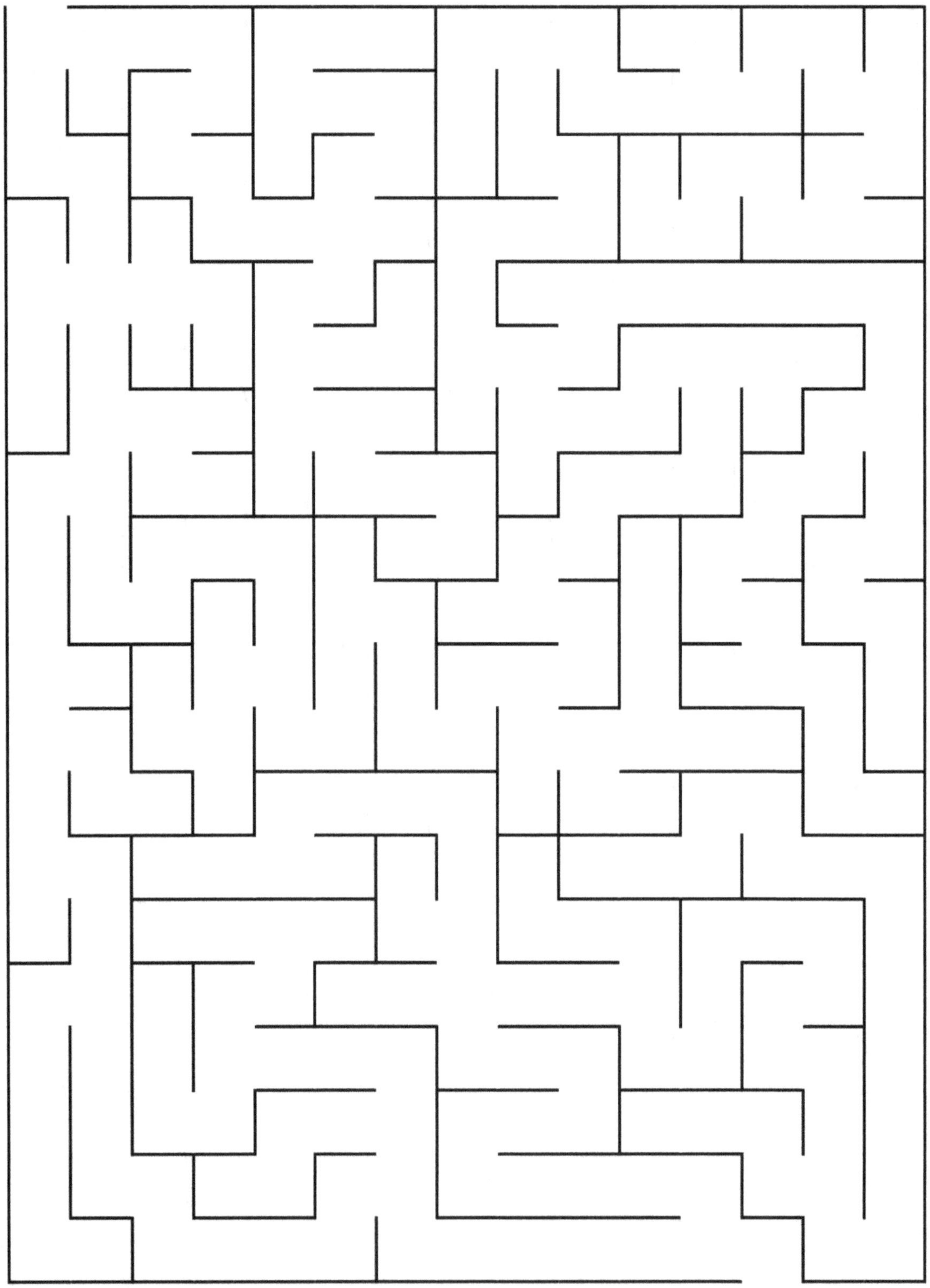

Maze 29

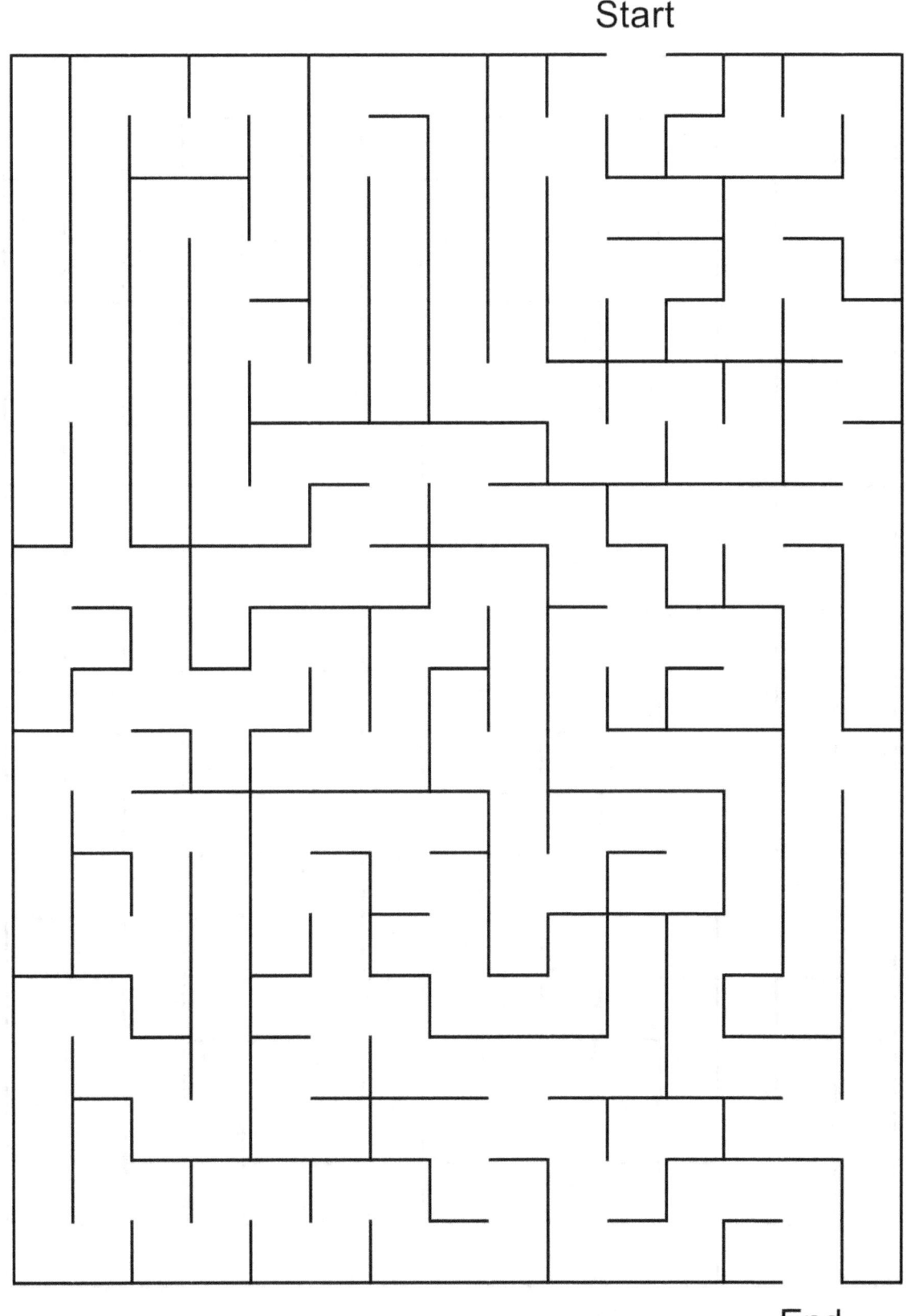

Maze 30

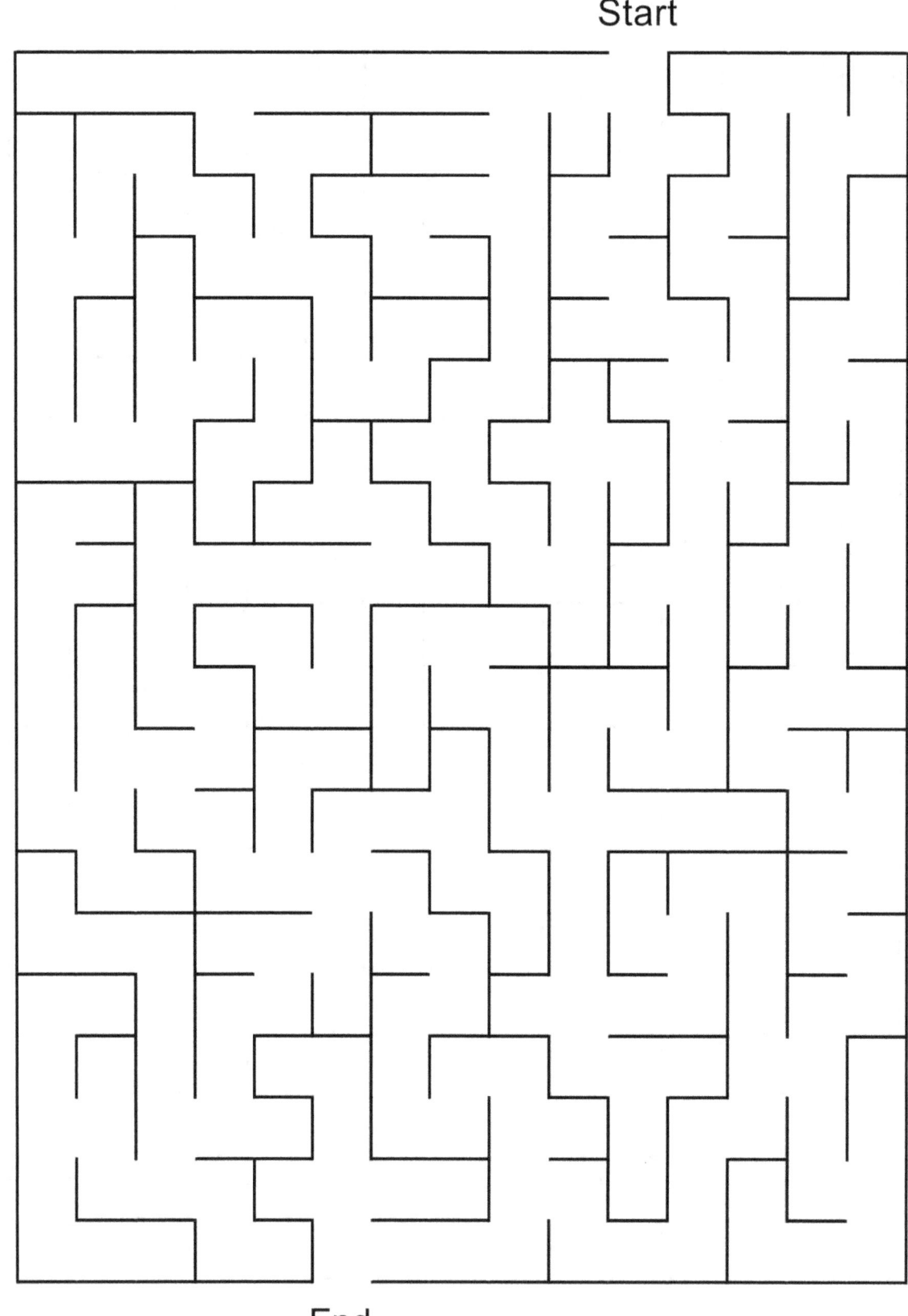

Maze 31

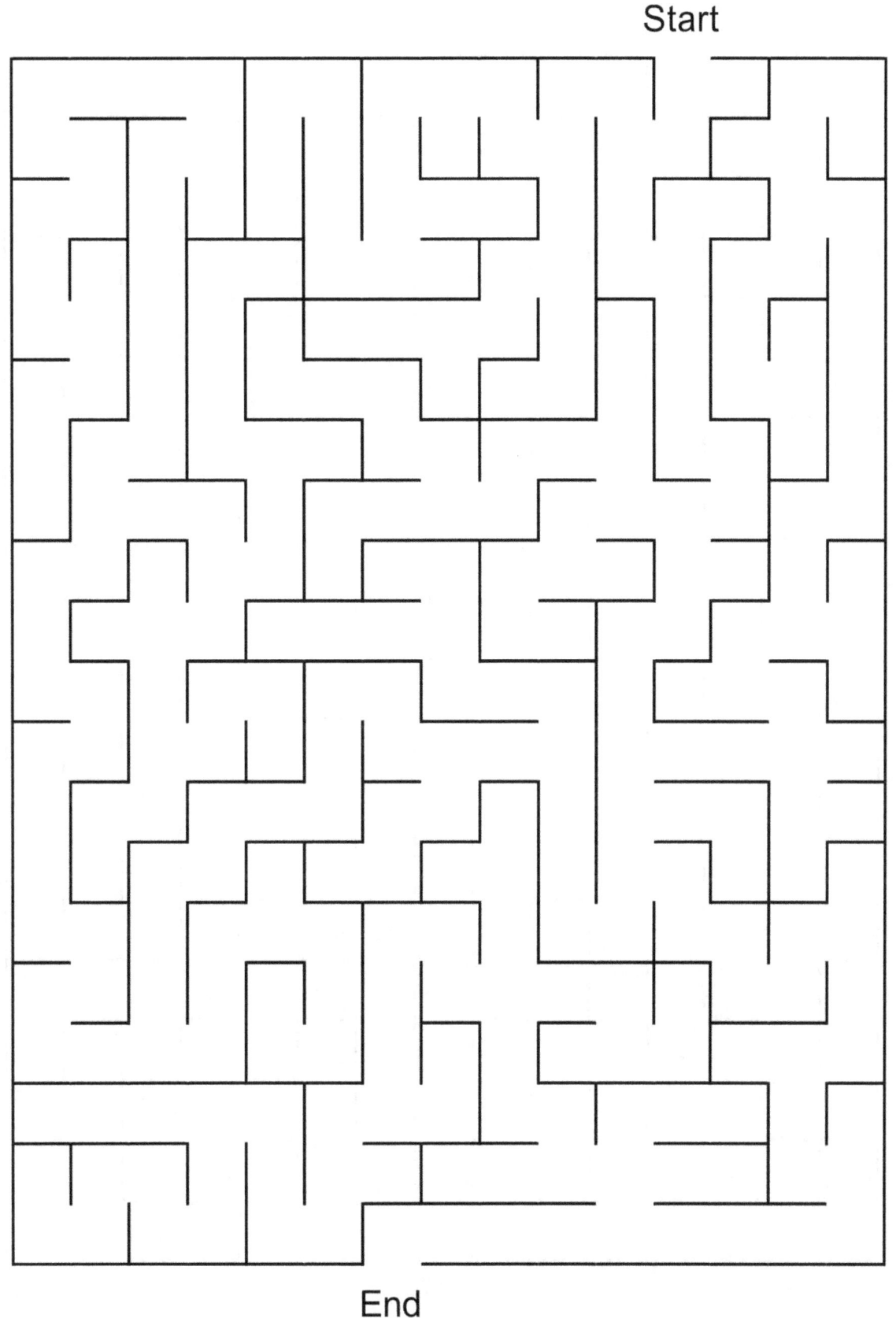

Maze 32

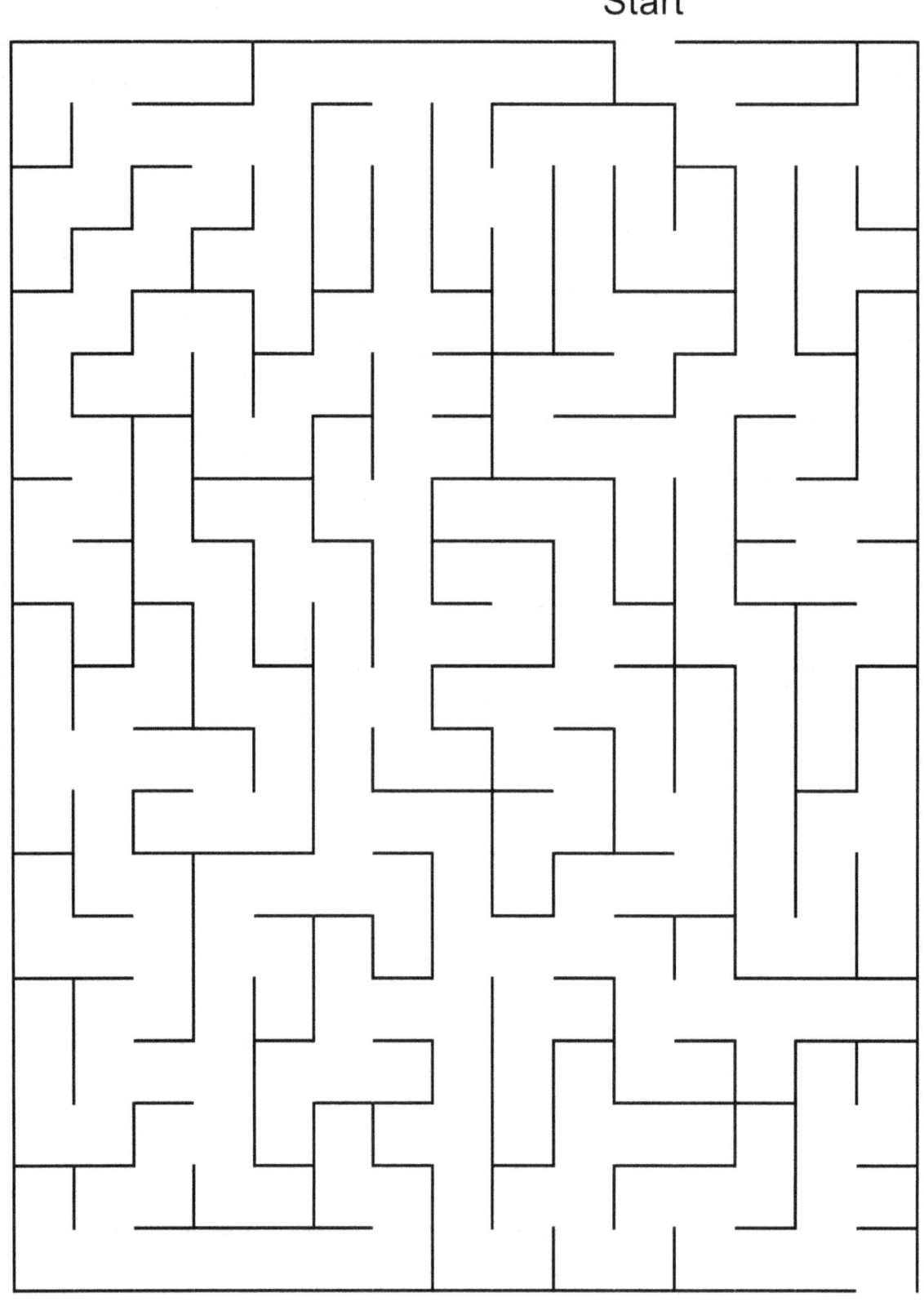

Maze 33

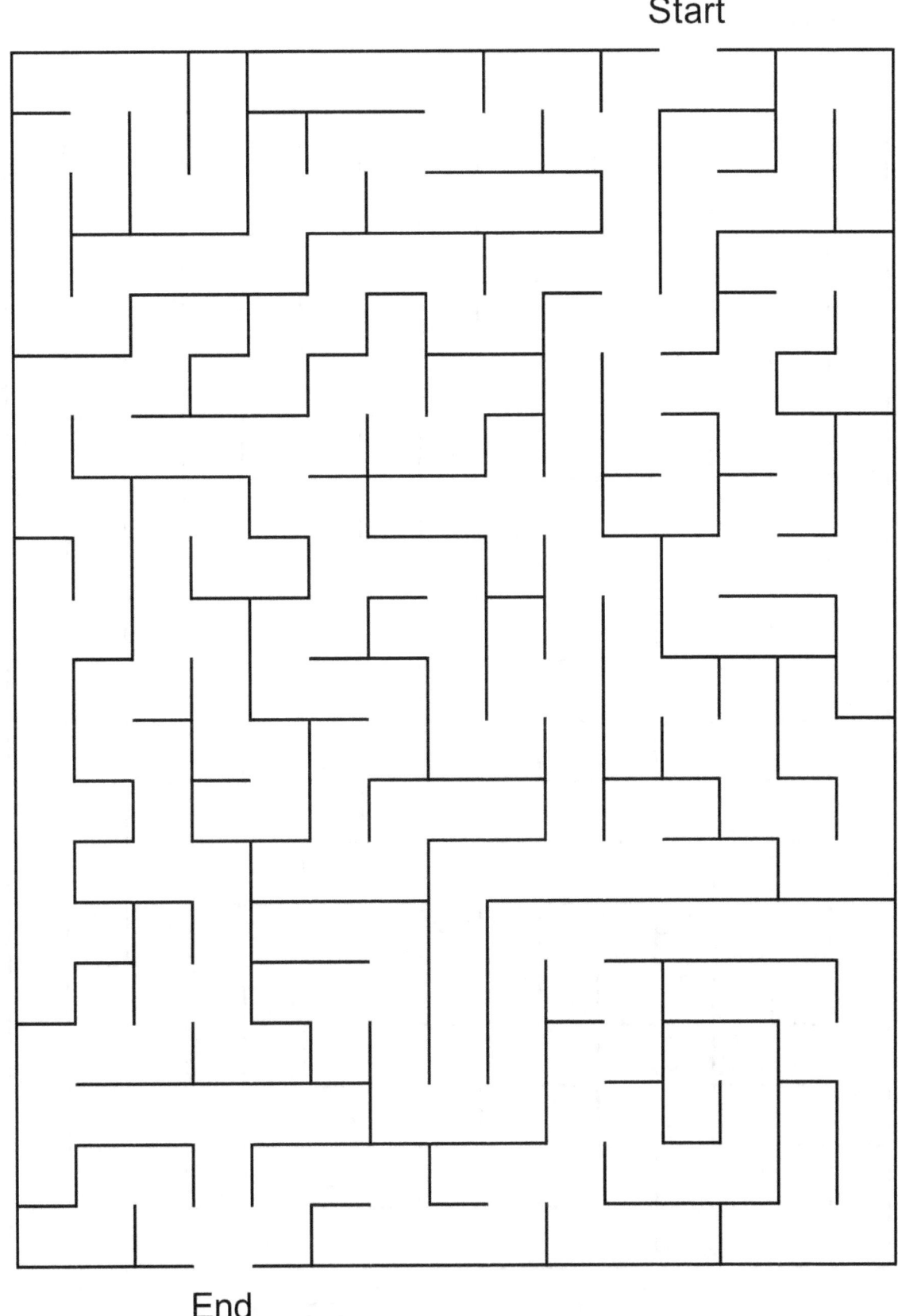

Maze 34

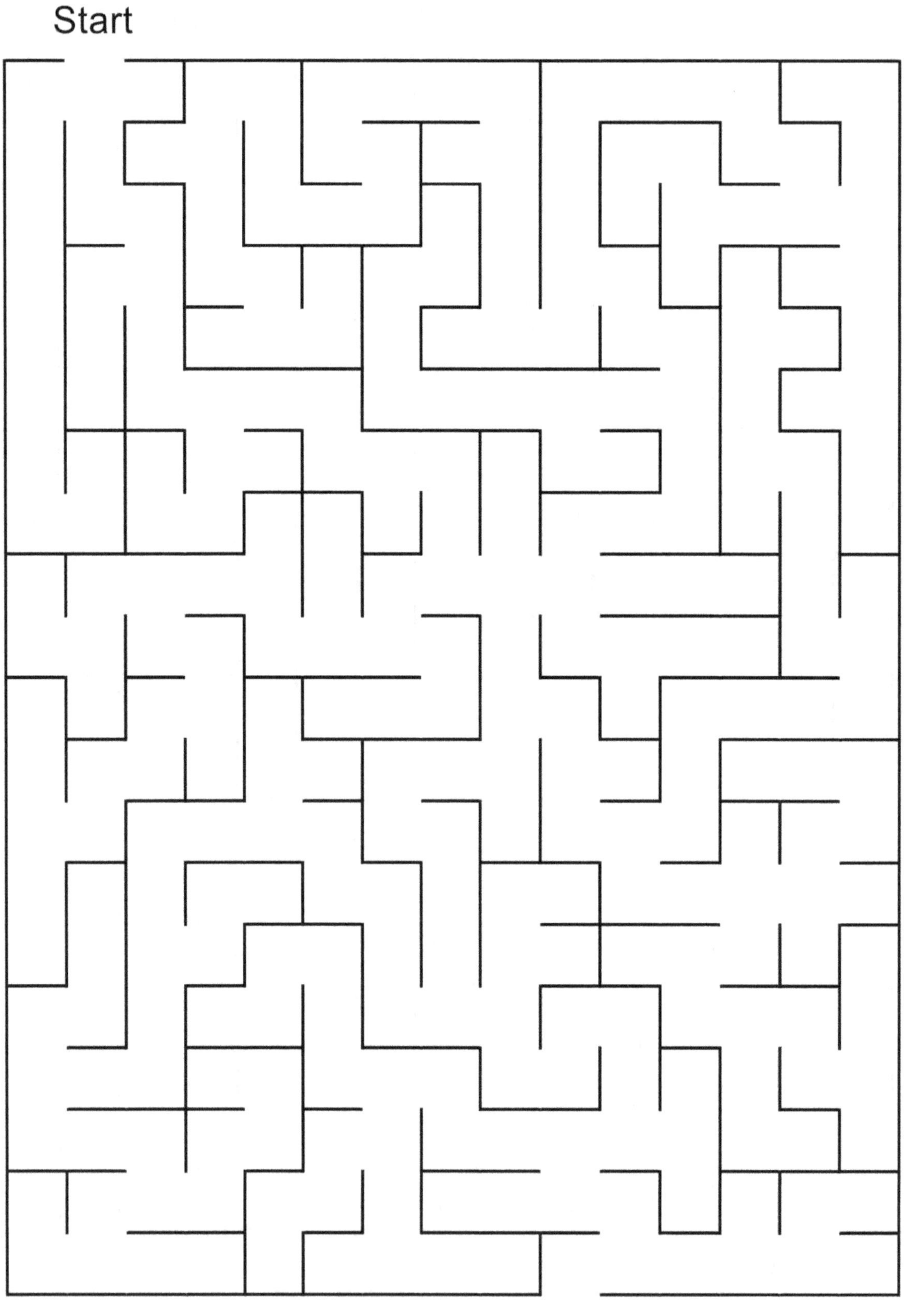

Start

End

Maze 35

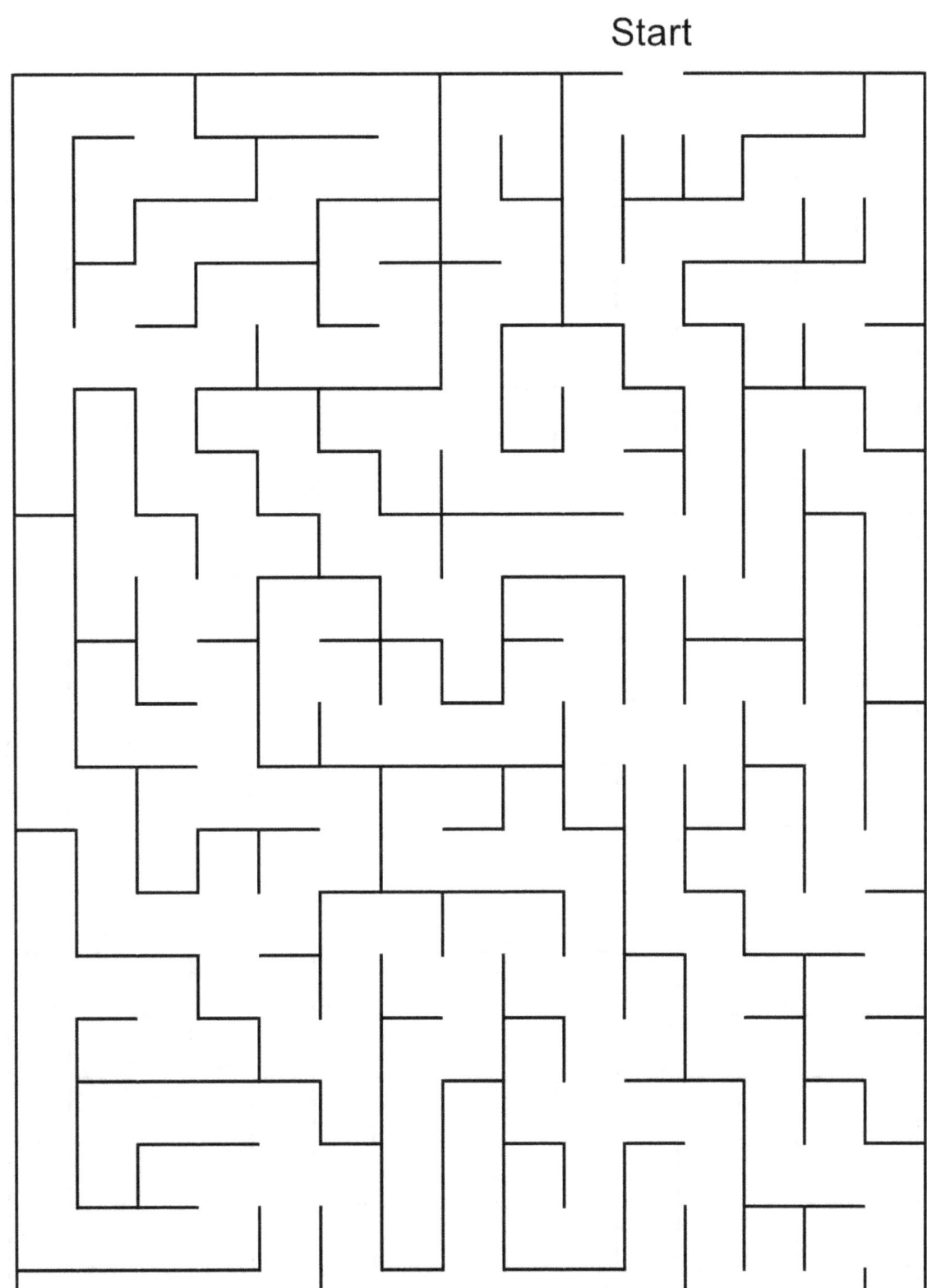

Maze 36

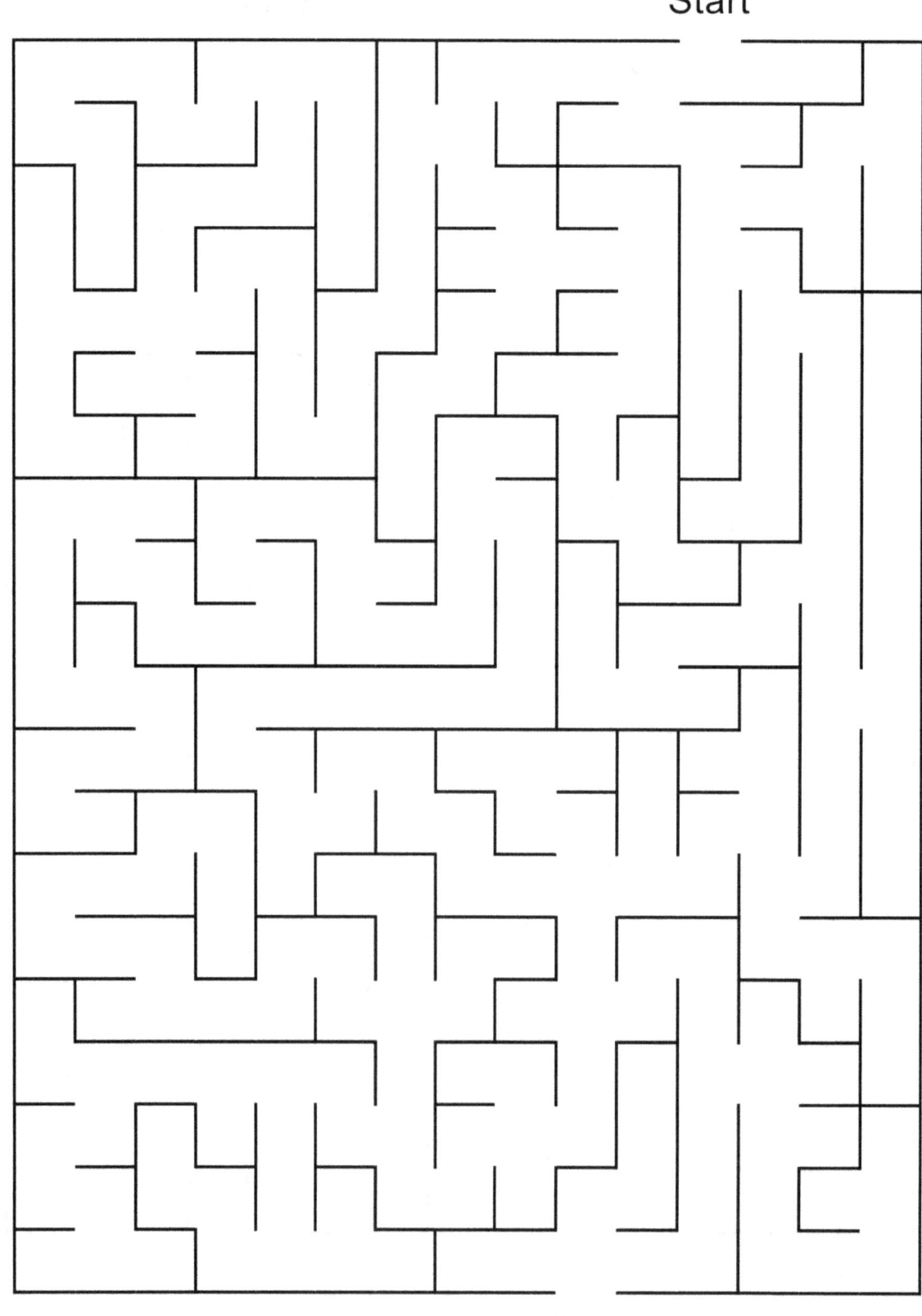

Maze 37

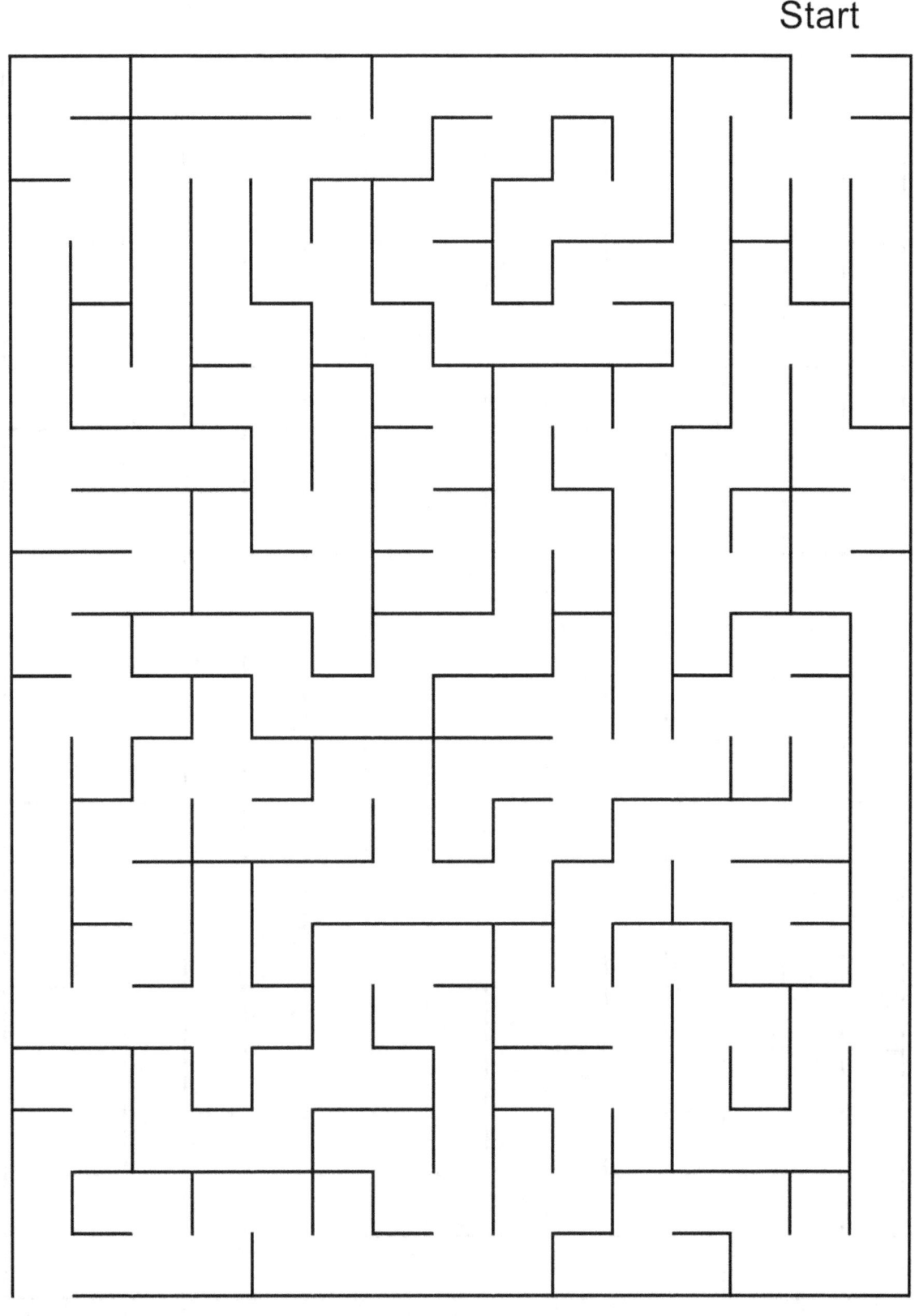

Maze 38

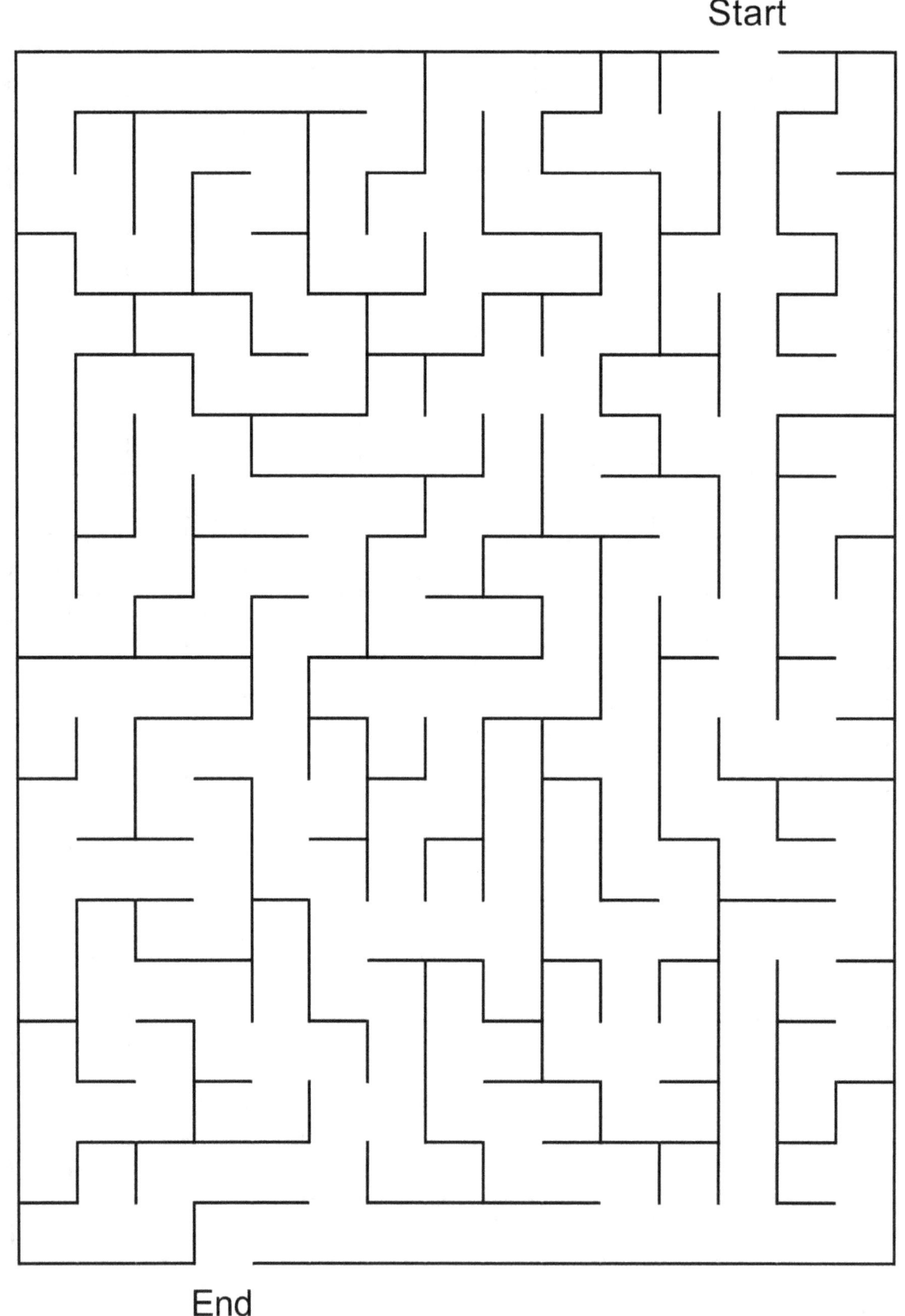

Maze 39

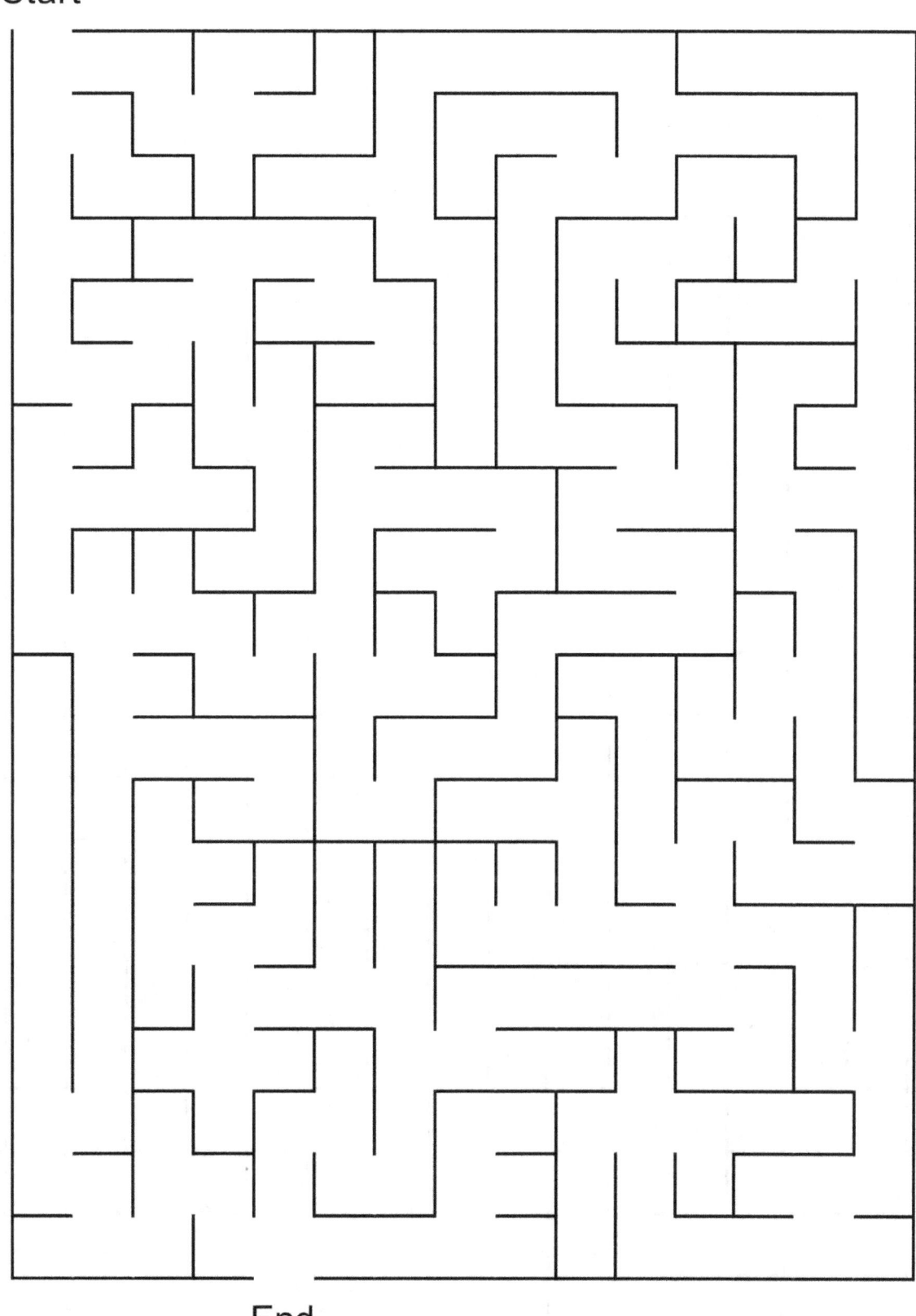

Maze 40

Start

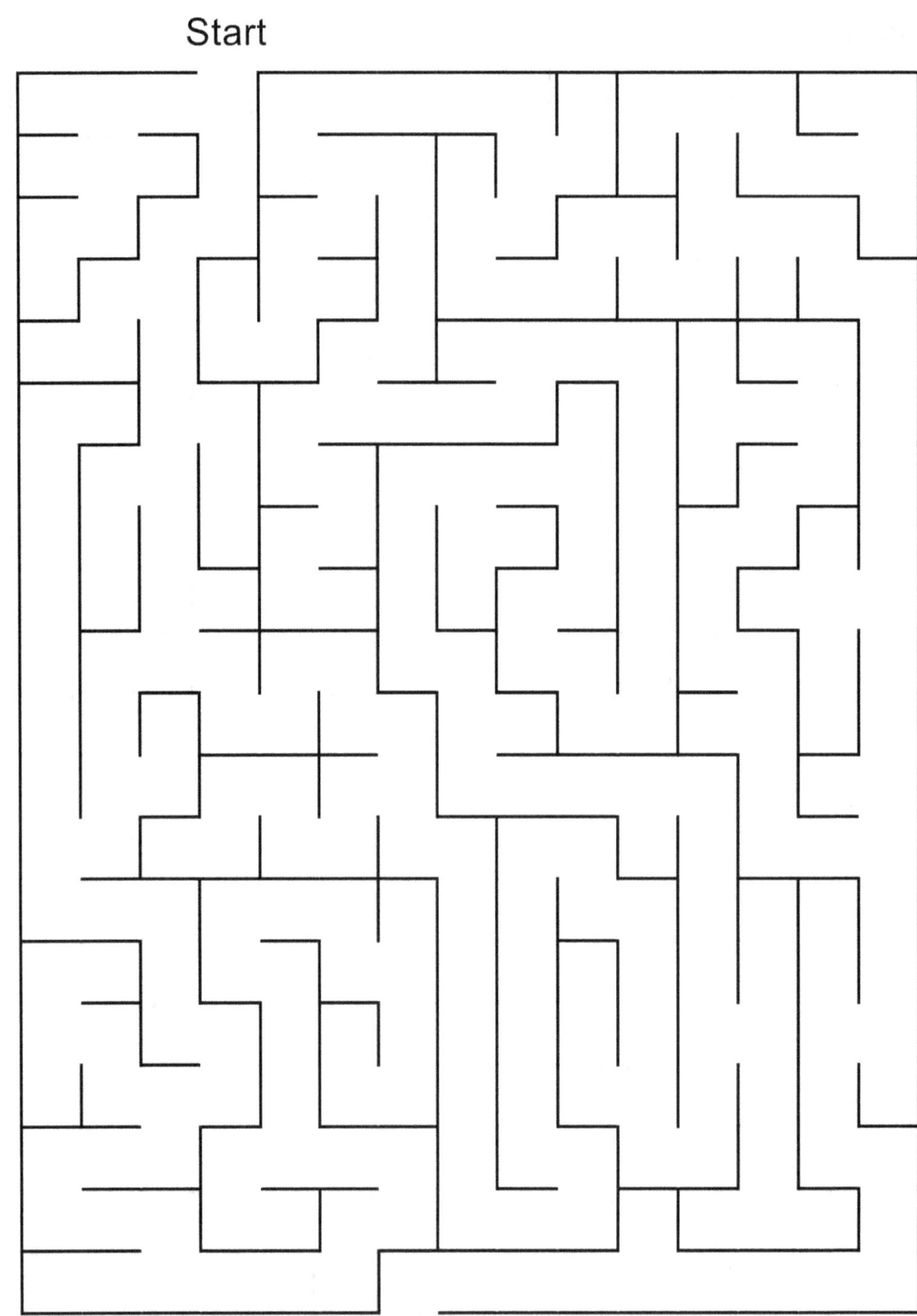

End

SOLUTIONS

Maze 1

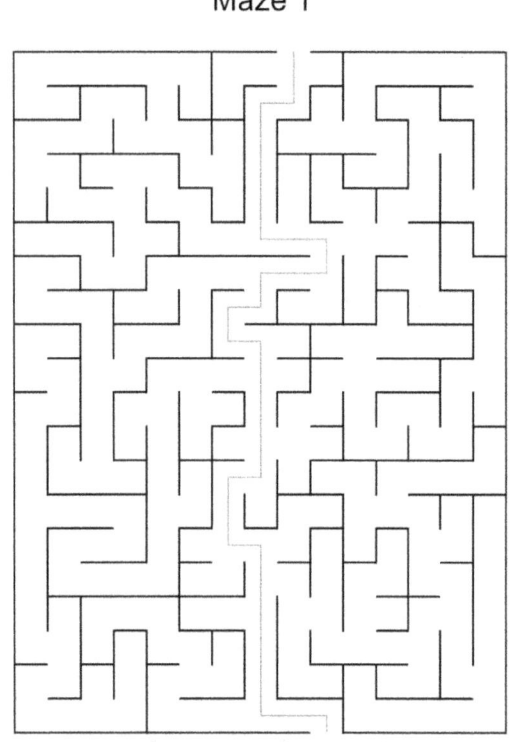

Maze 2

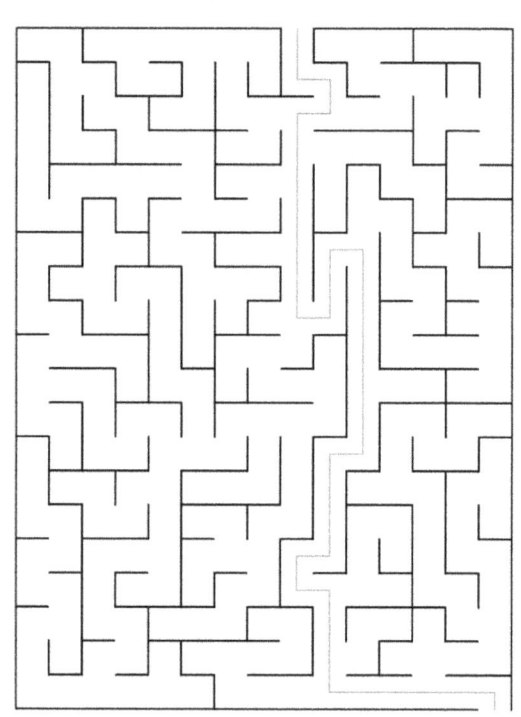

Maze 3

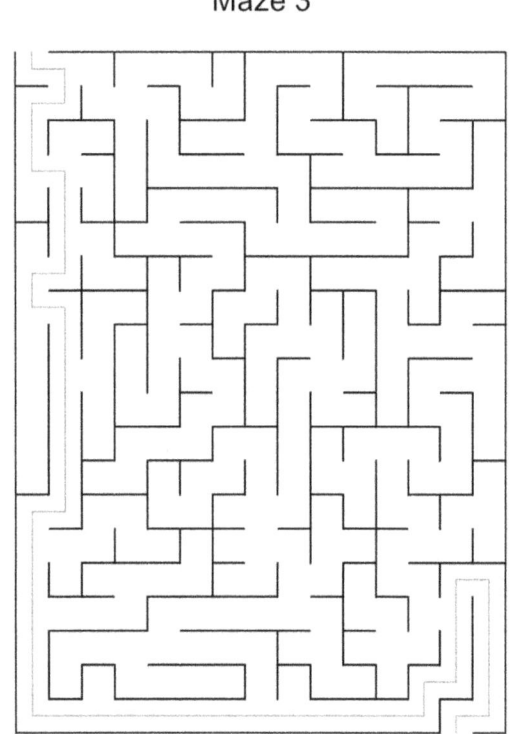

Maze 4

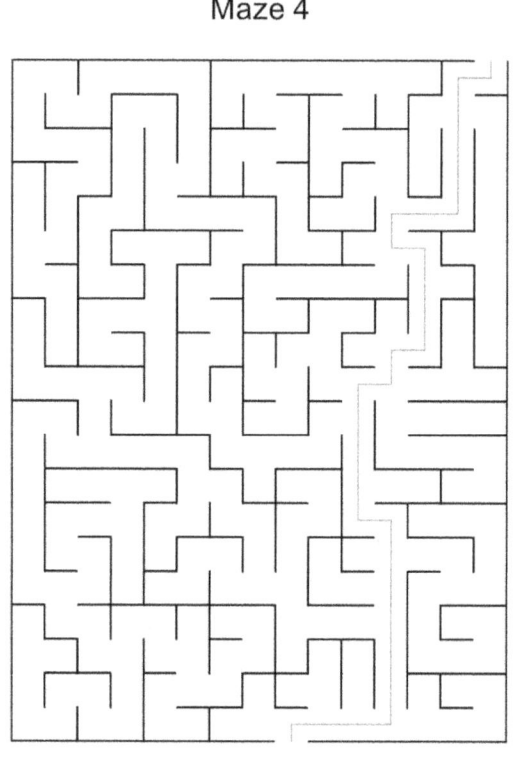

Maze 5

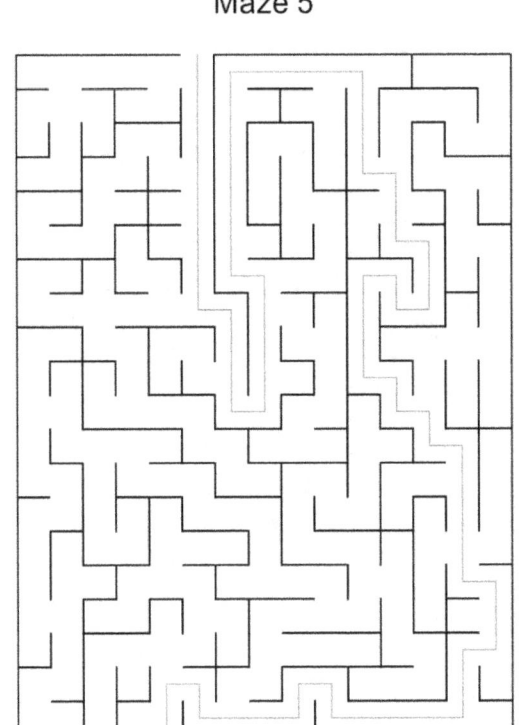

Maze 6

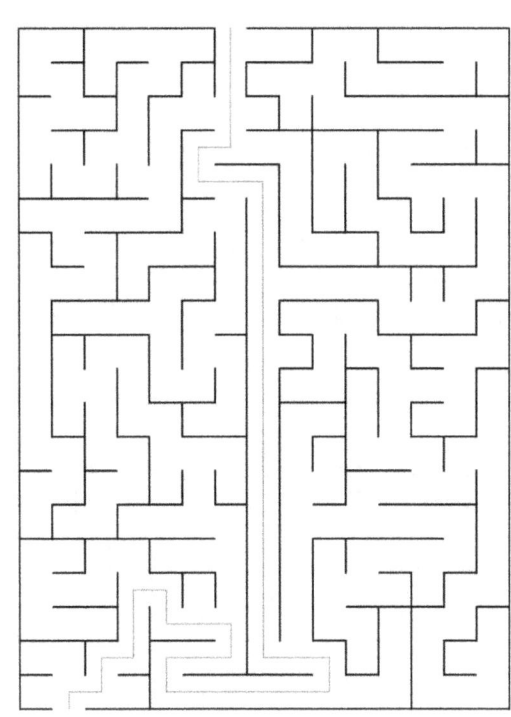

Maze 7

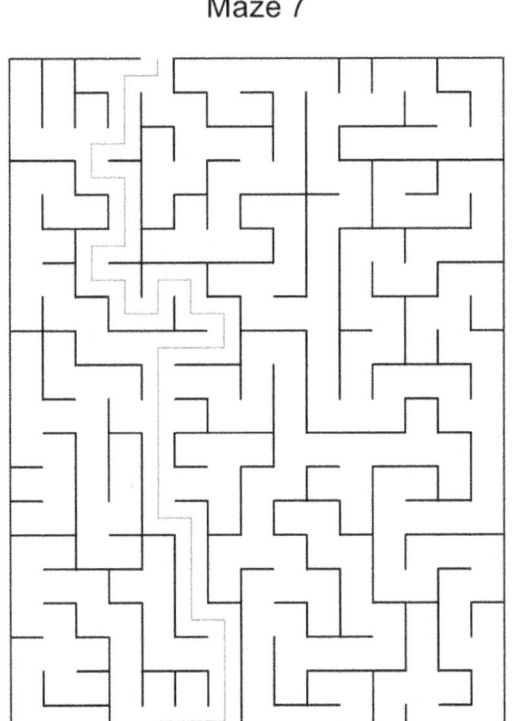

Maze 8

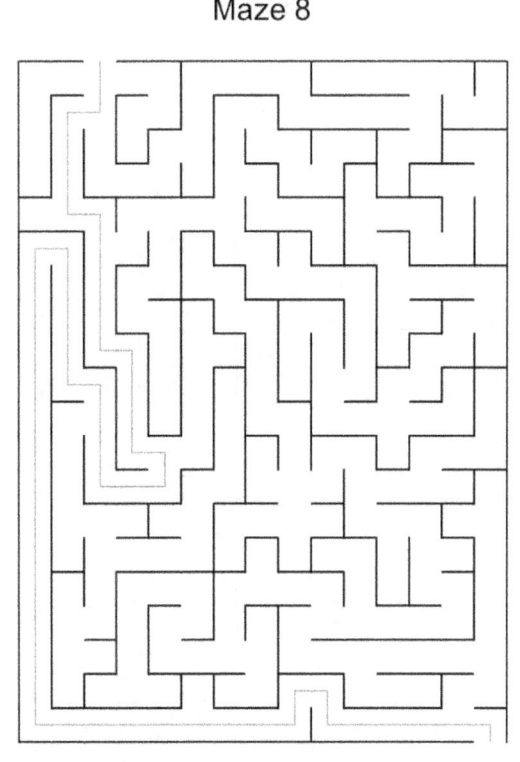

Maze 9

Maze 10

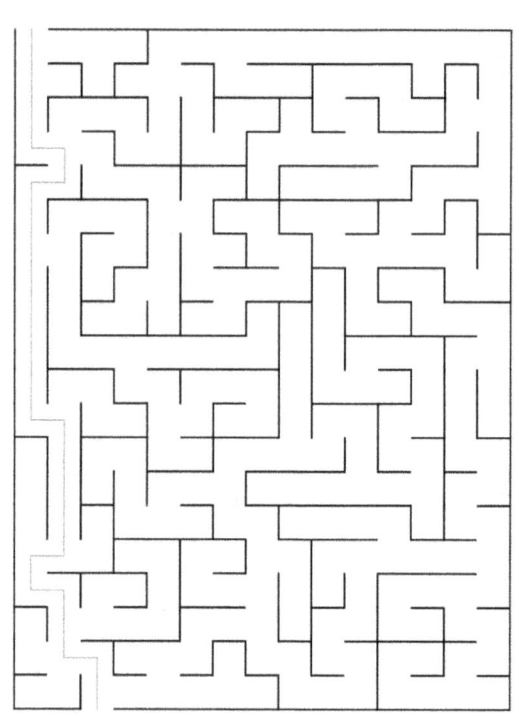

Maze 11

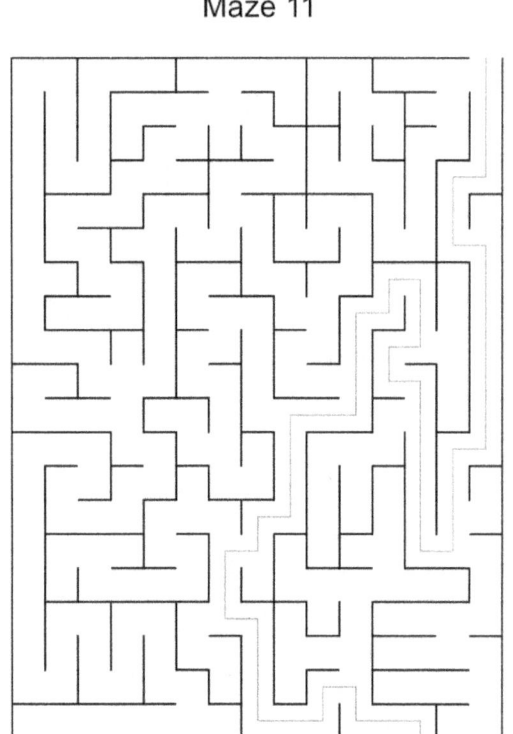

Maze 12

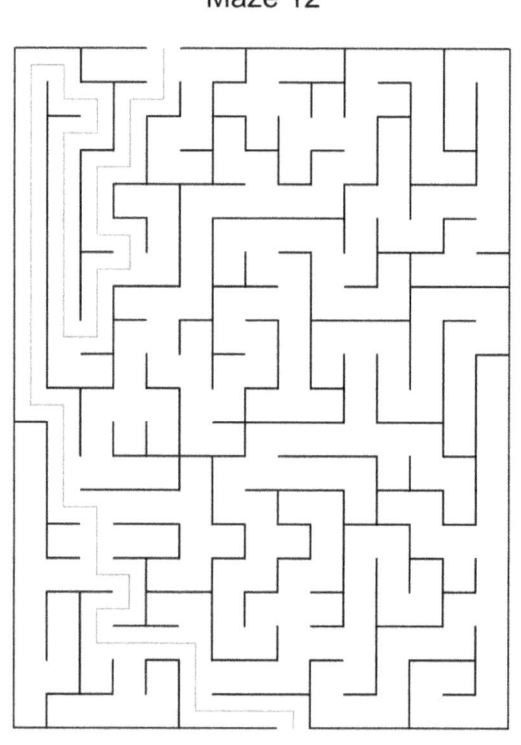

Maze 13

Maze 14

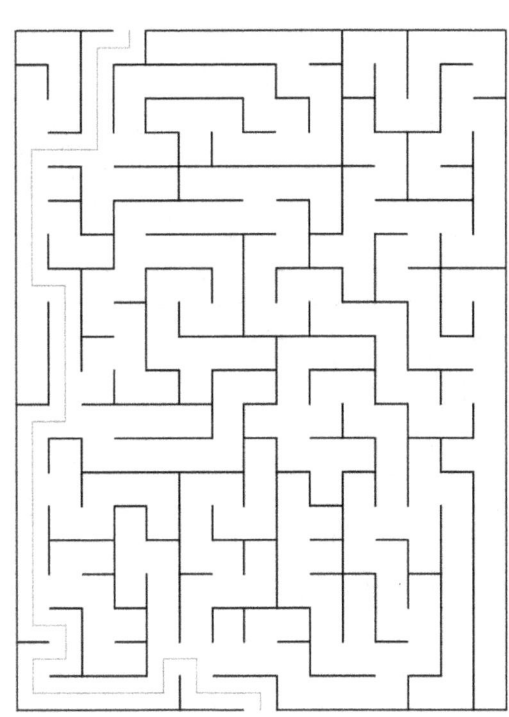

Maze 15

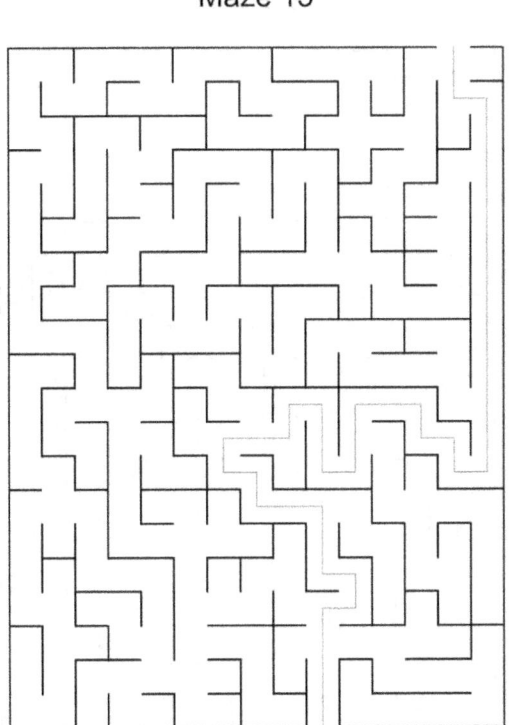

Maze 16

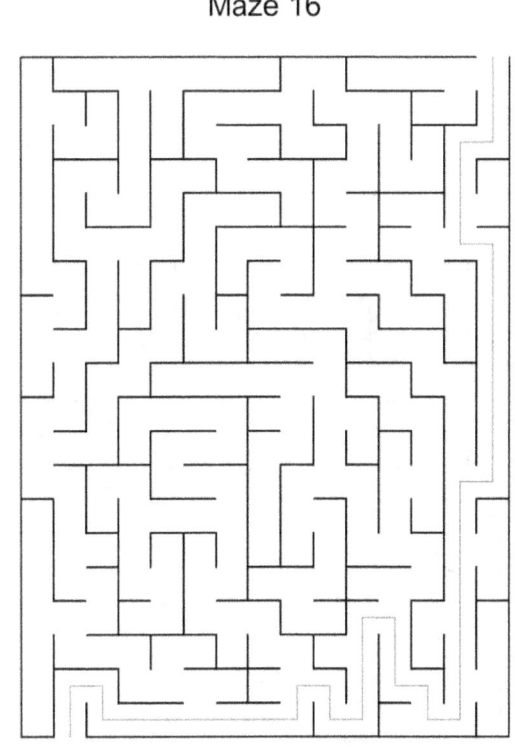

Maze 17

Maze 18

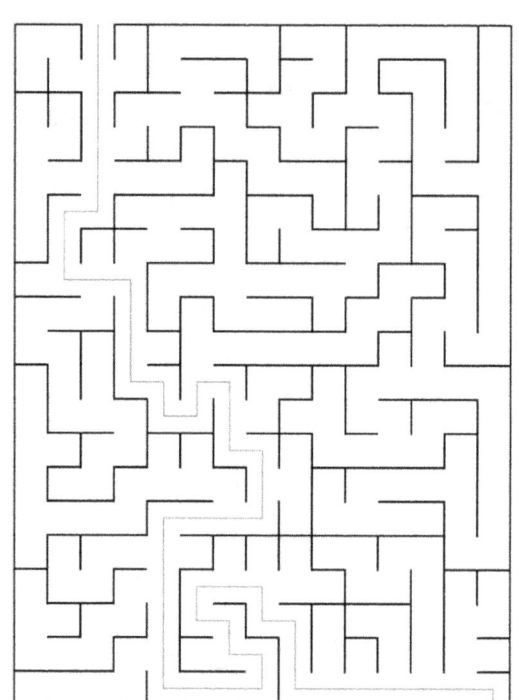

Maze 19

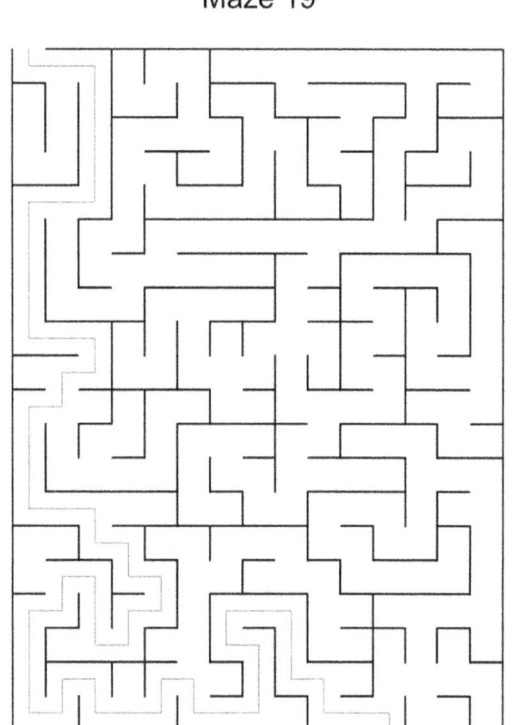

Maze 20

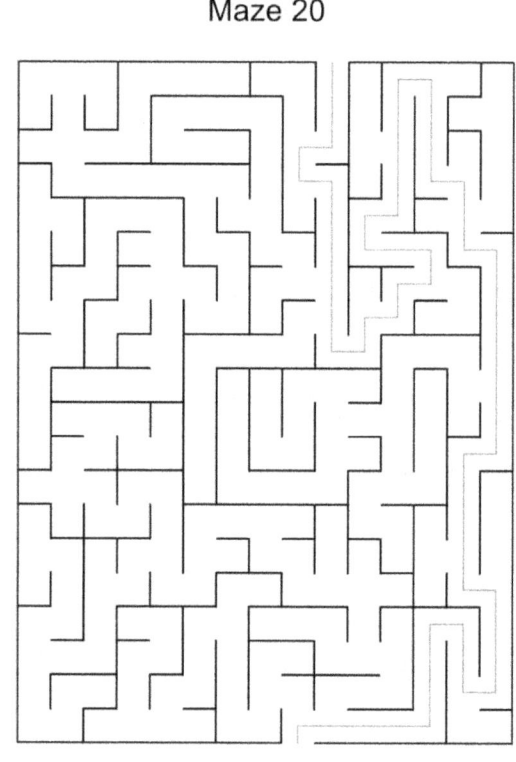

Maze 21

Maze 22

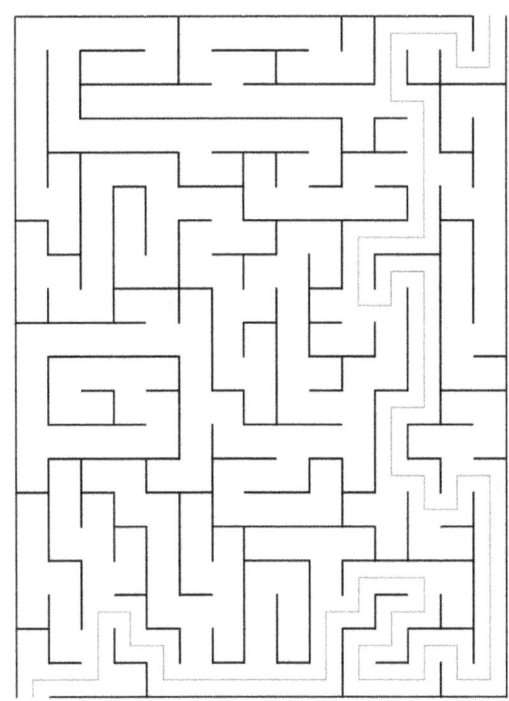

Maze 23

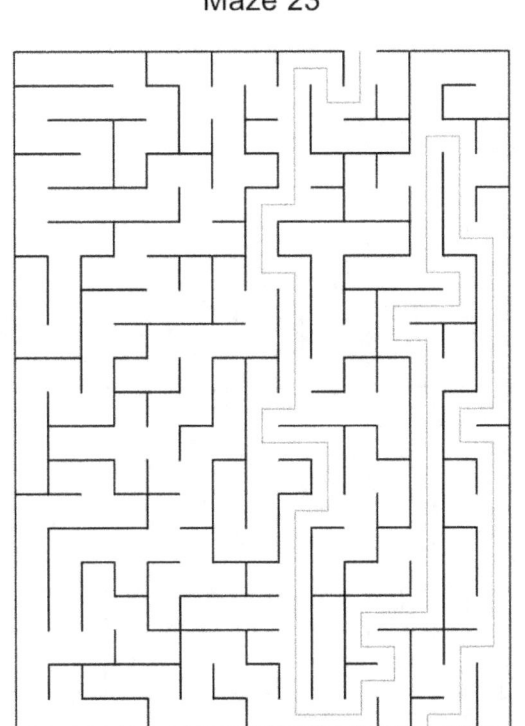

Maze 24

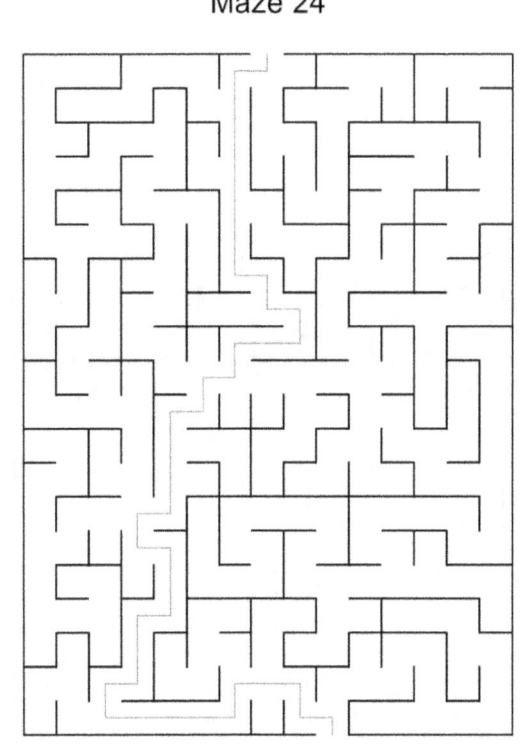

Maze 25

Maze 26

Maze 27

Maze 28

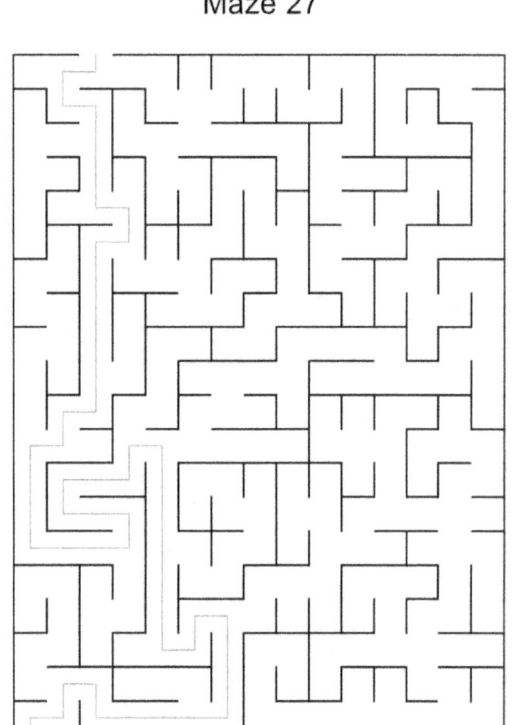
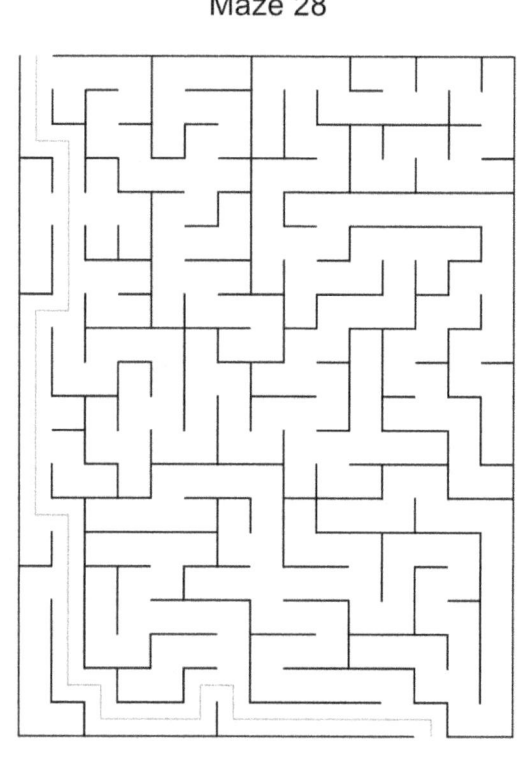

Maze 29

Maze 30

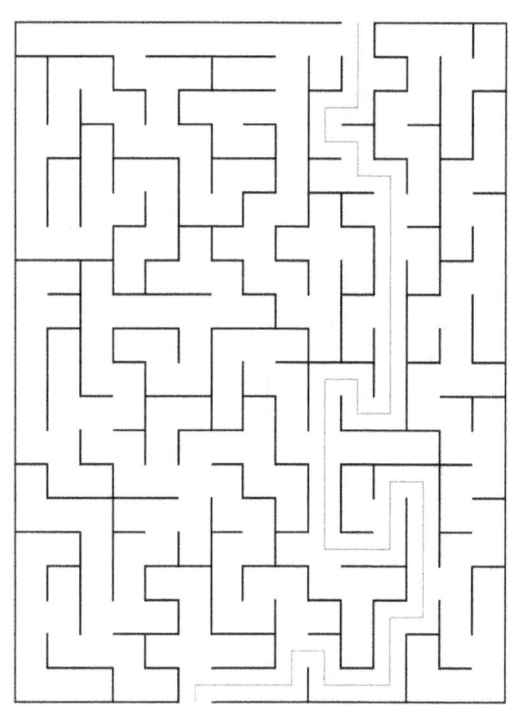

Maze 31

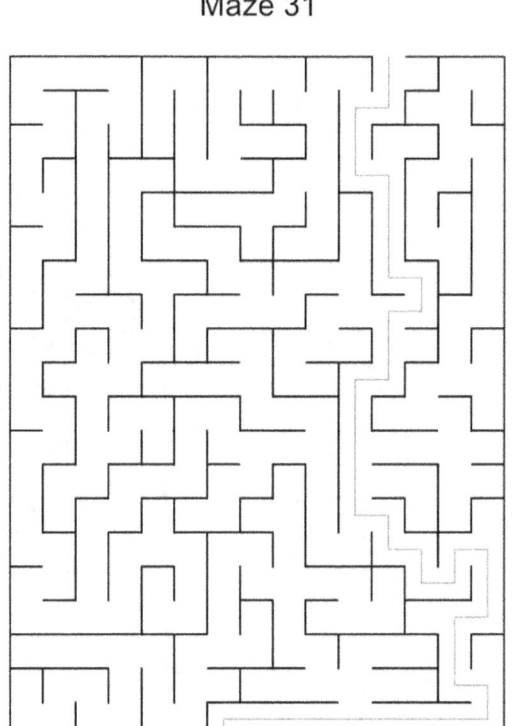

Maze 32

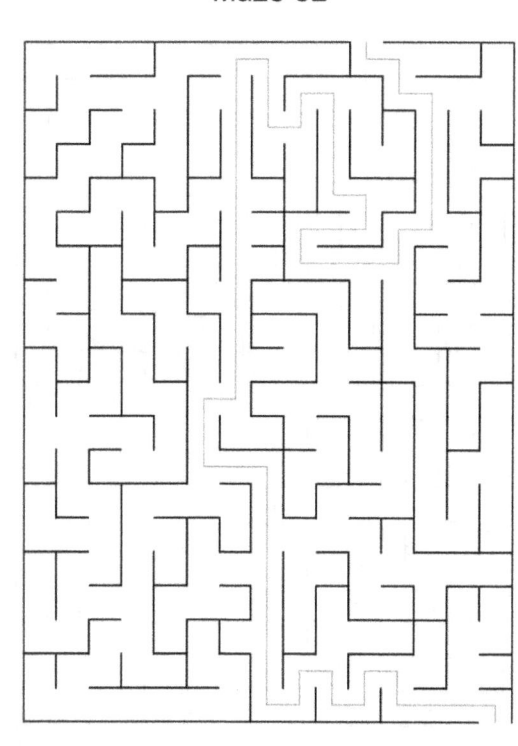

Maze 33

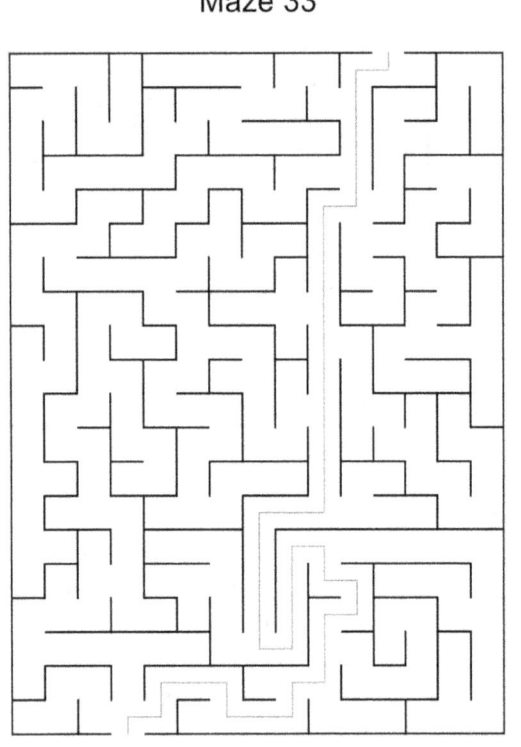

Maze 34

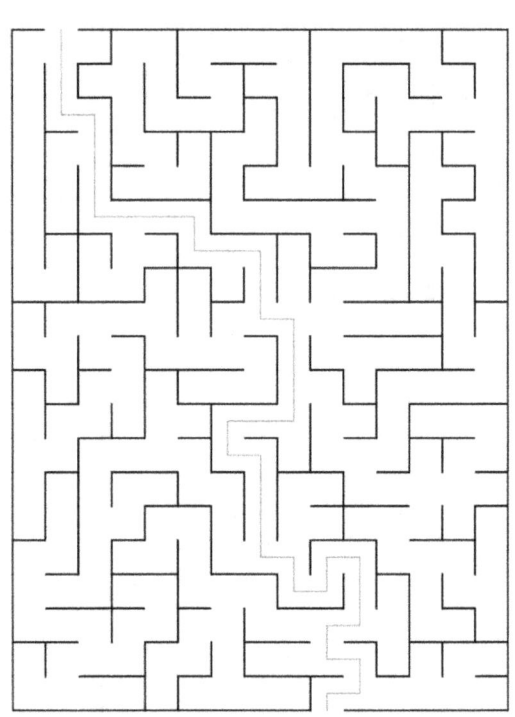

Maze 35

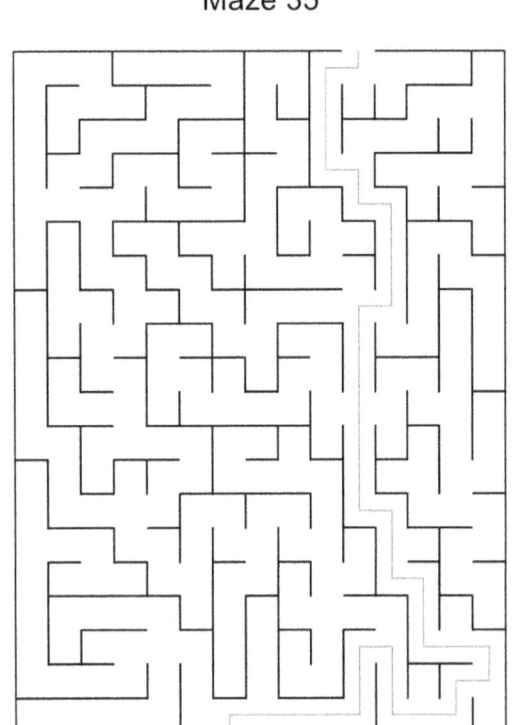

Maze 36

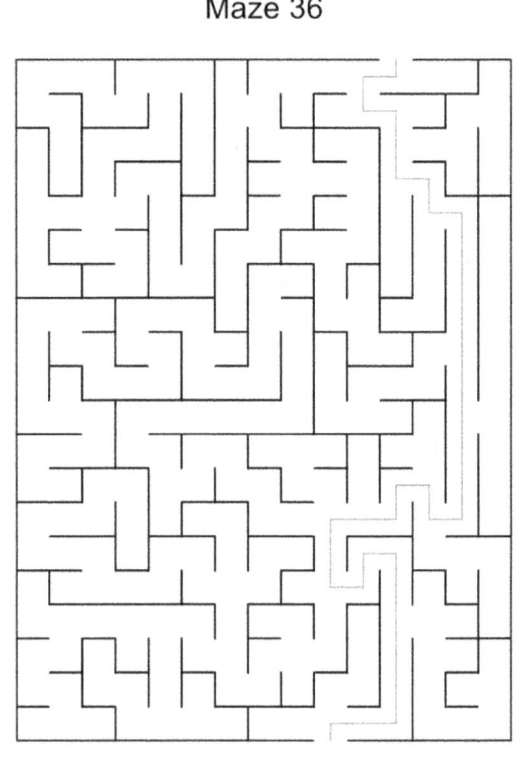

Maze 37

Maze 38

Maze 39

Maze 40

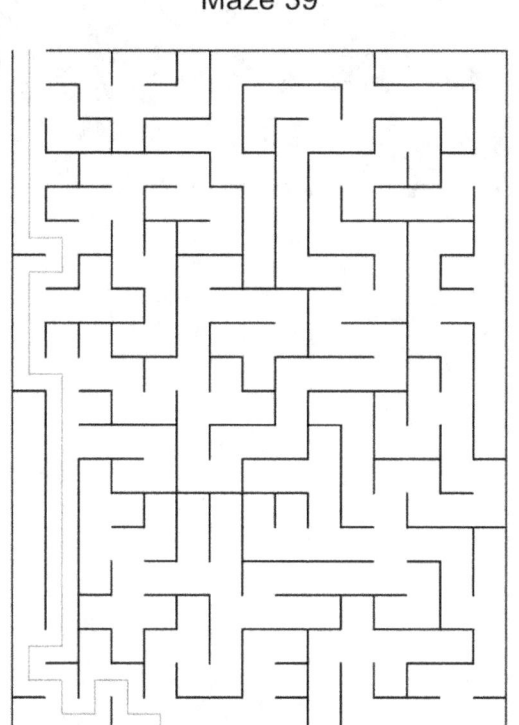
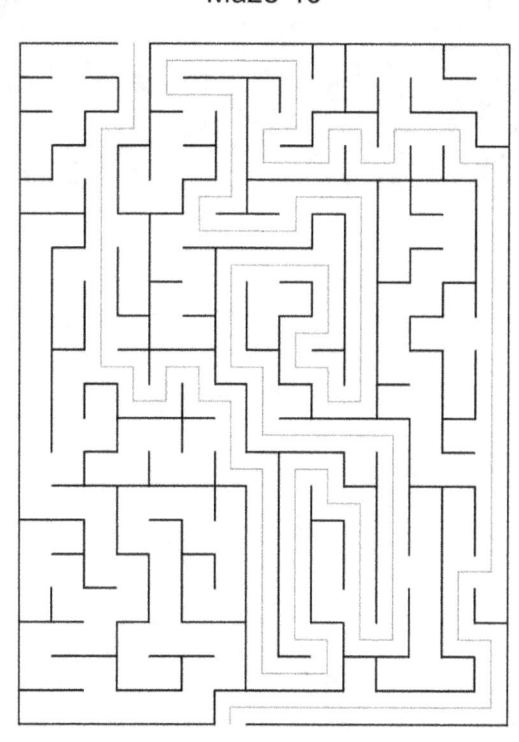

WORDOKU PUZZLE

Wordoku Puzzle 1

		e	
	l	H	
	e		H
	a	l	

Word Used in Puzzle: _____

Wordoku Puzzle 2

H	o		e
	o		H
p			o

Word Used in Puzzle: _____

Wordoku Puzzle 3

	S		
		t	S
			r
r	a		t

Word Used in Puzzle: _____

Wordoku Puzzle 4

	g	a	
Y			
		o	
	Y	g	o

Word Used in Puzzle: _____

Wordoku Puzzle 5

		m	l
	m		
	C		a

Word Used in Puzzle: _____

Wordoku Puzzle 6

	i		
M			
d	n		
i			n

Word Used in Puzzle: _____

Wordoku Puzzle 7

C		r	
e	r		
			a
		C	

Word Used in Puzzle: _____

Wordoku Puzzle 8

	L		f
		i	
	f		
i	e		

Word Used in Puzzle: _____

Wordoku Puzzle 9

		e	
a			
P		c	e

Word Used in Puzzle: _____

Wordoku Puzzle 10

			a
s			
	s	E	a

Word Used in Puzzle: _____

Wordoku Puzzle 11

d			i
			r
r		B	

Word Used in Puzzle: _____

Wordoku Puzzle 12

			l
O			
		l	v
			O

Word Used in Puzzle: _____

Answers

Wordoku Puzzle 1

a	H	e	l
e	l	H	a
l	e	a	H
H	a	l	e

Heal

Wordoku Puzzle 2

H	o	p	e
e	p	o	H
o	e	H	p
p	H	e	o

Hope

Wordoku Puzzle 3

t	S	r	a
a	r	t	S
S	t	a	r
r	a	S	t

Star

Wordoku Puzzle 4

o	g	a	Y
Y	a	o	g
g	o	Y	a
a	Y	g	o

Yoga

Wordoku Puzzle 5

C	a	m	l
l	m	a	C
m	C	l	a
a	l	C	m

Calm

Wordoku Puzzle 6

n	i	d	M
M	d	i	n
d	n	M	i
i	M	n	d

Mind

Wordoku Puzzle 7

C	a	r	e
e	r	a	C
r	C	e	a
a	e	C	r

Care

Wordoku Puzzle 8

e	L	i	f
f	i	L	e
L	f	e	i
i	e	f	L

Life

Wordoku Puzzle 9

c	P	e	a
a	e	P	c
P	a	c	e
e	c	a	P

Pace

Wordoku Puzzle 10

E	e	a	s
s	a	e	E
e	s	E	a
a	E	s	e

Ease

Wordoku Puzzle 11

i	r	d	B
d	B	r	i
B	d	i	r
r	i	B	d

Bird

Wordoku Puzzle 12

v	a	O	l
O	l	v	a
a	O	l	v
l	v	a	O

Oval

Wordoku Puzzle 1

s	G	a			r
r		n	a	G	
i					
n			r		
	n		G		
G	r	i			n

Word Used in Puzzle: _____

Wordoku Puzzle 2

	p			i	t
		t			
				t	r
	t	i		p	
t	i		i	S	p
p			i	t	r

Word Used in Puzzle: _____

Wordoku Puzzle 3

		l			n
t			G	e	l
n	l				G
G		e	l	n	
	t	G			e
					e

Word Used in Puzzle: _____

Wordoku Puzzle 4

s		o		d	
		i	o	s	
d		s	m	o	
m		W	s		
				m	s
i	s		d		

Word Used in Puzzle: _____

Wordoku Puzzle 5

	R	m		t	h
y		h			m
		h		R	
					y
t		y	h		
		R	t		

Word Used in Puzzle: _____

Wordoku Puzzle 6

	n				d
d					x
e		n			t
	x	t		d	
	E	d		e	
n		x			

Word Used in Puzzle: _____

Wordoku Puzzle 7

			V	s	
i				i	n
		s		i	
n			i	s	o
		n	V		i
		i			

Word Used in Puzzle: _____

Wordoku Puzzle 8

t					
R		e	u	n	t
		u	n		r
				u	e
	e		t	r	
u					

Word Used in Puzzle: _____

Wordoku Puzzle 9

		S			
	e	r	S	e	
					e
	n	e			S
S			e	e	
	e		e		

Word Used in Puzzle: _____

Wordoku Puzzle 10

					r
l		r	v	e	
r		l			
	e				v
	r				
M		e		v	a

Word Used in Puzzle: _____

Wordoku Puzzle 11

p			a	r	
	a				T
				a	p
T	p				e
	T		e	p	
					a

Word Used in Puzzle: _____

Wordoku Puzzle 12

		o			S
r	e				o
S					
t	o		k		
		S		r	
		r	S	o	

Word Used in Puzzle: _____

Answers

Wordoku Puzzle 1

s	G	a	i	n	r
r	i	n	a	G	s
i	a	r	n	s	G
n	s	G	r	i	a
a	n	s	G	r	i
G	r	i	s	a	n

Grains

Wordoku Puzzle 2

i	p	S	r	i	t
i	r	t	p	i	S
S	i	p	i	t	r
r	t	i	S	p	i
t	i	r	i	S	p
p	S	i	t	r	i

Spirit

Wordoku Puzzle 3

e	G	l	e	t	n
t	e	n	G	e	l
n	l	t	e	e	G
G	e	e	l	n	t
e	t	G	n	l	e
l	n	e	t	G	e

Gentle

Wordoku Puzzle 4

s	m	o	W	d	i
W	d	i	o	s	m
d	i	s	m	o	W
m	o	W	s	i	d
o	W	d	i	m	s
i	s	m	d	W	o

Wisdom

Wordoku Puzzle 5

h	R	m	y	t	h
y	t	h	R	h	m
h	y	h	m	R	t
R	m	t	h	h	y
t	h	y	h	m	R
m	h	R	t	y	h

Rhythm

Wordoku Puzzle 6

x	n	e	t	E	d
d	t	E	e	n	x
e	d	n	E	x	t
E	x	t	n	d	e
t	E	d	x	e	n
n	e	x	d	t	E

Extend

Wordoku Puzzle 7

i	n	o	i	V	s
i	s	V	o	i	n
o	i	s	n	i	V
n	V	i	i	s	o
s	i	n	V	o	i
V	o	i	s	n	i

Vision

Wordoku Puzzle 8

t	u	n	r	e	R
R	r	e	u	n	t
e	R	u	n	t	r
r	n	t	R	u	e
n	e	R	t	r	u
u	t	r	e	R	n

Return

Wordoku Puzzle 9

e	e	S	r	n	e
n	e	r	S	e	e
r	S	e	n	e	e
e	n	e	e	r	S
S	r	e	e	e	n
e	e	n	e	S	r

Serene

Wordoku Puzzle 10

e	M	v	a	l	r
l	a	r	v	e	M
r	v	l	M	a	e
a	e	M	l	r	v
v	r	a	e	M	l
M	l	e	r	v	a

Marvel

Wordoku Puzzle 11

p	e	T	a	r	h
h	a	r	p	e	T
r	h	e	T	a	p
T	p	a	r	h	e
a	T	h	e	p	r
e	r	p	h	T	a

Therap

Wordoku Puzzle 12

k	t	o	e	r	S
r	e	S	t	k	o
S	r	k	o	t	e
t	o	e	k	S	r
o	S	t	r	e	k
e	k	r	S	o	t

Stroke

Wordoku Puzzle 1

			r	d				
d			n	u	A			
	e		A		v			
					d			
e	t	r		u	A			
e	A		v		t			
			r					v
	t					u		
	r			e		e		d

Word Used in Puzzle: _____

Wordoku Puzzle 2

m				u				
s		b					g	
u	g	u				i		A
u	b			A				
				b				u
A		i					o	u
						m		
	s	o	b		m	g		
			g	u				

Word Used in Puzzle: _____

Wordoku Puzzle 3

y		p		o				
c	a							
			c	p	a		y	o
n			o			h		a
C		a		y	h		o	
			c	y		C	a	
		c					h	
		h			p	o		

Word Used in Puzzle: _____

Wordoku Puzzle 4

		s		t	p	e		o
				e		a		
t				u	J			
	p							
u	o			a				s
		a				o		p
		u	J			s		
e					a		t	
			u		t			o

Word Used in Puzzle: _____

Wordoku Puzzle 5

					m			
h					e			E
	e	E			e	h	p	l
E	r			e			h	
p				m			e	
			l	r				p
					p	e		
	p	m						
r	a		m					

Word Used in Puzzle: _____

Wordoku Puzzle 6

z				z				
	i						i	u
							z	
		u						
	z			a			u	
l	a	Q			i			c
		u		i	l		Q	
z	z			a		Q	u	i
				u	c	z	a	

Word Used in Puzzle: _____

Wordoku Puzzle 7

	x	r						t
			a		t			
a		c						r
			i		t	e		
		a	t			r	E	x
t				x				
	E		c			a		
			x		E	i		
			i	a				r

Word Used in Puzzle: _____

Wordoku Puzzle 8

	i		a					
					s			
o								a
	a	s		i	u		i	o
	i			o				
c	o		s				i	V
			u			V		i
i					i			
s	r			V			a	

Word Used in Puzzle: _____

Wordoku Puzzle 9

	s	t		t				
	V	t					e	a
					s	V		o
		a		o		i		
	a				t			V
	u	i			x			
	a				i			
		e		i				
e		V		x				

Word Used in Puzzle: _____

Wordoku Puzzle 10

		u	Q					
l	s				o		u	
r							e	s
				u			s	u
				s				
s	u			u			r	e
	Q	l						o
u				l				
				Q	u	u		

Word Used in Puzzle: _____

Wordoku Puzzle 11

n		i		f				u
			o					i
o	u							
			n					
			u	n			f	
	f			i		n		C
	o				i			
C			o			o		
f			n		u			s

Word Used in Puzzle: _____

Wordoku Puzzle 12

s			u		i		o	
					c			
			o	l	e		i	
c	i	l			o			
		e						i
			i		l			e
o								s
	c						i	
	l	D				u		

Word Used in Puzzle: _____

Answers

Wordoku Puzzle 1

t	u	A	e	e	r	d	v	n
d	v	e	t	n	u	A	e	r
r	e	n	A	d	v	u	e	t
u	n	v	r	t	e	e	d	A
e	t	r	d	u	A	v	n	e
e	A	d	n	v	e	t	r	u
A	e	e	u	r	d	n	t	v
v	d	t	e	A	n	r	u	e
n	r	u	v	e	t	e	A	d

Adventure

Wordoku Puzzle 2

m	o	A	s	g	u	u	i	b
s	i	b	A	m	u	u	g	o
u	g	u	o	b	i	s	A	m
u	b	s	u	A	o	i	m	g
o	m	g	u	i	b	A	s	u
A	u	i	m	s	g	b	o	u
g	u	u	i	o	A	m	b	s
i	s	o	b	u	m	g	u	A
b	A	m	g	u	s	o	u	i

Ambiguous

Wordoku Puzzle 3

y	o	p	n	o	C	a	c	h
c	a	o	y	h	o	n	C	p
h	n	C	c	p	a	o	y	o
n	c	y	o	C	o	h	p	a
p	h	o	a	n	c	y	o	C
C	o	a	p	y	h	c	o	n
o	p	n	h	c	y	C	a	o
a	C	c	o	o	n	p	h	y
o	y	h	C	a	p	o	n	c

Cacophony

Wordoku Puzzle 4

J	x	s	a	t	p	e	u	o
p	u	o	x	e	s	a	J	t
t	a	e	o	u	J	p	s	x
x	p	t	e	s	u	o	a	J
u	o	J	p	a	x	t	e	s
s	e	a	t	J	o	u	x	p
o	t	u	J	x	e	s	p	a
e	J	p	s	o	a	x	t	u
a	s	x	u	p	t	J	o	e

Juxtapose

Wordoku Puzzle 5

a	e	p	h	E	l	r	m	e
h	l	r	e	p	m	e	a	E
m	e	E	r	a	e	h	p	l
E	r	l	p	e	e	m	h	a
p	h	e	E	m	a	l	e	r
e	m	a	l	r	h	E	e	p
e	E	h	a	l	p	e	r	m
l	p	m	e	e	r	a	E	h
r	a	e	m	h	E	p	l	e

Ephemeral

Wordoku Puzzle 6

z	l	i	z	c	u	a	Q	i
c	i	z	l	Q	a	z	i	u
u	Q	a	i	i	z	l	z	c
i	c	u	Q	z	l	i	z	a
i	z	z	c	a	i	u	l	Q
l	a	Q	u	z	i	i	c	z
a	u	c	i	l	z	Q	i	z
z	z	l	a	i	Q	c	u	i
Q	i	i	z	u	c	z	a	l

Quizzical

Wordoku Puzzle 7

E	x	r	e	t	i	c	a	t
e	i	t	r	a	c	t	x	E
a	t	c	x	t	E	i	r	e
c	r	x	i	E	t	e	t	a
i	t	a	t	c	e	r	E	x
t	e	E	a	r	x	t	c	i
x	E	i	c	e	r	a	t	t
r	a	e	t	x	t	E	i	c
t	c	t	E	i	a	x	e	r

Extricate

Wordoku Puzzle 8

V	i	c	a	r	o	u	i	s
a	u	r	i	i	s	o	V	c
o	s	i	u	V	c	i	a	r
r	a	s	V	i	u	c	i	o
u	i	V	c	o	i	s	r	a
c	o	i	s	a	r	i	u	V
i	c	o	r	u	a	V	s	i
i	V	a	o	s	i	r	c	u
s	r	u	i	c	V	a	o	i

Vicarious

Wordoku Puzzle 9

o	s	e	t	a	V	u	x	i
u	V	t	o	i	x	s	e	a
a	x	i	u	e	s	V	t	o
V	t	x	a	u	o	e	i	s
i	e	a	x	s	t	o	u	V
s	o	u	i	V	e	x	a	t
x	a	o	V	t	u	i	s	e
t	u	s	e	o	i	a	V	x
e	i	V	s	x	a	t	o	u

Vexatious

Wordoku Puzzle 10

u	e	u	Q	r	s	o	u	l
l	s	Q	e	u	o	u	u	r
r	u	o	u	u	l	Q	e	s
Q	l	r	u	o	e	u	s	u
o	u	e	r	s	u	l	Q	u
s	u	u	u	l	Q	r	o	e
u	Q	l	s	u	u	e	r	o
u	o	u	l	e	r	s	u	Q
e	r	s	o	Q	u	u	l	u

Querulous

Wordoku Puzzle 11

n	o	i	C	f	s	o	n	u
n	s	f	o	u	o	n	C	i
o	u	C	i	n	n	o	s	f
s	C	n	n	o	f	u	i	o
i	n	o	u	n	C	s	f	o
u	f	o	s	i	o	n	n	C
o	o	s	f	C	n	i	u	n
C	n	u	o	s	i	f	o	n
f	i	n	n	o	u	C	o	s

Confusion

Wordoku Puzzle 12

s	i	c	u	D	i	o	l	e
l	e	o	i	s	c	u	D	i
u	D	i	o	l	e	i	c	s
c	i	l	D	e	o	s	i	u
i	o	e	c	u	s	D	i	l
D	s	u	i	i	l	c	e	o
o	u	i	e	i	D	l	s	c
e	c	s	l	o	i	i	u	D
i	l	D	s	c	u	e	o	i

Delicious

SUDOKU PUZZLE

Sudoku Puzzle 1 - Easy

7	4	3	9			5		
		6				1		
2				8				4
		7	2		6		1	5
		9			5	3	7	
		4			8	6	2	9
1			8				4	3
		2	4	1	9			
				3	7			1

Sudoku Puzzle 2 - Easy

9			2	1		5	6	
	5				9	1		2
		2				3		
2		6				7		
7		5	1		2	9		6
3	9		8					
			6		4	8	9	
	6	8		7			2	
		2			5	6	7	

Sudoku Puzzle 3 - Easy

				5				
9	4	1	6		2			5
	3	5	1	4	9	2	6	
		4				6		7
1	6				3		2	9
						4		
	9	6	8			7		
		7	3	6		8		
		3		9			4	

Sudoku Puzzle 4 - Easy

8		2		9		3		
1	3		7			9	8	
					5		1	
4	9					6	2	
3	2			6			7	1
	6				3			
			8	1			3	7
7	8	3				1		
2			6		7		5	

Sudoku Puzzle 5 - Easy

5			8					9
6		2				5		
1					5			
3	6					1		
	2	5	9			6		
7	1			5		9	3	
4	8		1	6		2		5
2			5		9		7	
9		1	7			4		3

Sudoku Puzzle 6 - Easy

					3		6	
9			1					3
3			8	9	7	2	1	
		4	3	5	1	6	2	9
	3	2				1	8	
		9	2	8		5	3	
2			6					
				1	2	8	7	
	1					4		

Sudoku Puzzle 7 - Easy

8		6	9	4			5	
3		4		5	1		7	6
		5				4		
7	8				4			
			2		8			
	5	3	6		9		8	
5		8		9				3
9	3			2	5	8	6	
						1	9	

Sudoku Puzzle 8 - Easy

9	1							
3	6	2		5		9	8	
	8				6			
4	2			7			5	3
						2		9
8				2				7
7	3		2		5			
	5			4	9		7	
2	4	9	7			5		8

Sudoku Puzzle 9 - Easy

9			6					7
8			5	2		6	4	
		4	7		1			
7			3		8		2	5
		5				3	1	9
3		4	9				6	
	7			5				6
4	6					9		3
	5	3				2		4

Sudoku Puzzle 10 - Easy

	2					7		9
		6	5					8
	1		6	9	7		3	
			3	5			4	
	8		2	7	1	3		6
7				6		8		2
	4	3						1
8	5	7				9	2	
		2					8	4

Sudoku Puzzle 11 - Medium

6	3			4				
	7				1			3
	5	9				7		
9		1						2
	6	2		9	8		5	
					6		3	8
						2		
	1				6	3		
				1	4		8	9

Sudoku Puzzle 12 - Medium

1	5	4	3			9	6	8
			4	9	8			1
9								7
	9			7	1			
7		5				6		
	2	6						
4	1		9		6	8		
			1	3				6

Sudoku Puzzle 13 - Medium

7			4		3	2	5	6
		1			5			
	4		6					
4			5		2	7		
	5	6				9		
3			9					
					6			2
	3				7	6		
	2	5	8				9	

Sudoku Puzzle 14 - Medium

3	4		7	5		2	6	
		9	6				7	
		7		1		8		5
6	3			8			9	
4			9					
7		3						4
9	6	4						
			4	7		9		

Sudoku Puzzle 15 - Medium

	6	8		1	4			
					9			
		7	9	3	8			
		9		4				8
8			3		5	7	6	
			8			1	5	4
	4		7		2			
6								
				9	3		2	1

Sudoku Puzzle 16 - Medium

		5			6			
	8				4			
3	4		5			6		
						1		
1	5	3	9		6			4
				2		8		
	6		8			2	9	3
8		4	1		9			5

Sudoku Puzzle 17 - Medium

		2	9				6	8
1	7							
		6		2		5		
					1	6		3
9	2	3			7	4		
	1	7		8				5
8	3		2			7		
		5				9		

Sudoku Puzzle 18 - Medium

2					5	3	9	
	1							
9	3	7	8				1	
		9		6	8	7		
7	2			9				
				1				8
				4		1	7	
		4				2	5	6
			7				8	

Sudoku Puzzle 19 - Medium

					3			
3			4		8			7
			5			2	6	
7	6		8			4	3	
	9	8		3				5
		3			4		8	
			6			8		4
	1	5	3		2			
							5	3

Sudoku Puzzle 20 - Medium

7					1	5		
4	5	3			8			9
2								4
3		6		5				
5				1				6
					6	4		1
	7				4	3	1	
			6		5	9		
		5				2		7

Sudoku Puzzle 21 - Hard

5				6	2			
				9				4
1		4					6	8
8		3	7					
	2	6			1			3
		1	2		4	9		
	8	5					4	2
	4			3				5

Sudoku Puzzle 22 - Hard

3					9	2		
	8			7				1
1			8		5	6		
4				2				7
2				5	6	8		
	3			7	8			
		3			1			
8		5					2	
7		1						

Sudoku Puzzle 23 - Hard

	2			4				7
1			2	5	6			
	4	6		8				3
					3			
5		8		3				
	6	9	5	8	2			
6	1							
		4						6
		5	7		1			

Sudoku Puzzle 24 - Hard

7	5		8		4		6	
					6			3
4			1				8	
		5			2		9	
		2	7					1
				6				
	4	8			5		3	
							7	4
		7	9					

Sudoku Puzzle 25 - Hard

	2	7	5		4		8	
				1		4		6
1			6					2
		4	7	6			1	
9					5	8	2	
	3							
		9	4	3	7			
								8
						7		1

Sudoku Puzzle 26 - Hard

	5							3
2		7	4		9			8
			7				4	
1		9		5				
		6	9				1	
3				8			2	
6		2	8		4			
						6		
	8				6		7	4

Sudoku Puzzle 27 - Hard

3	1			7		8	9	
5							1	
				1	5		4	7
			7	4		5		
								8
				2		7		
4		3	6					
8								1
1				8		9	3	

Sudoku Puzzle 28 - Hard

1							4	
					7		3	
7	3			5				
			1		6	9	8	
8		9		2				4
				8		2		
6	9				8	3		2
					3			5
			6	1		8		

Sudoku Puzzle 29 - Hard

2	9			4		5		
6				5				9
		8						4
			9	3	5			
5					6		8	
			2					1
				1			7	8
		1	4	7		3		
			5		3			

Sudoku Puzzle 30 - Hard

3	5	9						
				5	2			
2			1		6			3
6			2		9		4	
		2						7
9	8		7	6				1
							7	
4			8			3		
					3	4		

Sudoku Puzzle 31 - Hard

	4	6		7				8
			3	6				1
3				4	6	2		
			5					
	6	9		2	8	7		
			3		8			
				9		6		
6	5	7	2					
8					3			

Sudoku Puzzle 32 - Hard

	1			7				
			9					
	2	4		3		6	5	
1					2	5		
					3		2	
2	5		6					7
5	6			8		4		
		9		2			7	8

SOLUTIONS

Sudoku Puzzle 1

7	4	3	9	2	1	5	8	6
9	8	6	7	5	4	1	3	2
2	5	1	6	8	3	7	9	4
8	3	7	2	9	6	4	1	5
6	2	9	1	4	5	3	7	8
5	1	4	3	7	8	6	2	9
1	7	5	8	6	2	9	4	3
3	6	2	4	1	9	8	5	7
4	9	8	5	3	7	2	6	1

Sudoku Puzzle 2

9	3	4	2	1	8	5	6	7
6	5	7	4	3	9	1	8	2
8	1	2	7	5	6	3	4	9
2	4	6	5	9	3	7	1	8
7	8	5	1	4	2	9	3	6
3	9	1	8	6	7	2	5	4
1	7	3	6	2	4	8	9	5
5	6	8	9	7	1	4	2	3
4	2	9	3	8	5	6	7	1

Sudoku Puzzle 3

6	8	2	5	3	7	9	1	4
9	4	1	6	8	2	3	7	5
7	3	5	1	4	9	2	6	8
2	5	4	9	1	8	6	3	7
1	6	8	4	7	3	5	2	9
3	7	9	2	5	6	4	8	1
4	9	6	8	2	1	7	5	3
5	1	7	3	6	4	8	9	2
8	2	3	7	9	5	1	4	6

Sudoku Puzzle 4

8	7	2	4	9	1	3	6	5
1	3	5	7	2	6	9	8	4
9	4	6	3	8	5	7	1	2
4	9	7	1	5	8	6	2	3
3	2	8	9	6	4	5	7	1
5	6	1	2	7	3	8	4	9
6	5	4	8	1	9	2	3	7
7	8	3	5	4	2	1	9	6
2	1	9	6	3	7	4	5	8

Sudoku Puzzle 5

5	4	3	8	2	6	7	1	9
6	9	2	3	1	7	5	8	4
1	7	8	4	9	5	3	2	6
3	6	9	2	7	4	1	5	8
8	2	5	9	3	1	6	4	7
7	1	4	6	5	8	9	3	2
4	8	7	1	6	3	2	9	5
2	3	6	5	4	9	8	7	1
9	5	1	7	8	2	4	6	3

Sudoku Puzzle 6

7	5	1	4	2	3	9	6	8
9	2	8	1	6	5	7	4	3
3	4	6	8	9	7	2	1	5
8	7	4	3	5	1	6	2	9
5	3	2	9	7	6	1	8	4
1	6	9	2	8	4	5	3	7
2	8	7	6	4	9	3	5	1
4	9	3	5	1	2	8	7	6
6	1	5	7	3	8	4	9	2

Sudoku Puzzle 7

8	7	6	9	4	2	3	5	1
3	2	4	8	5	1	9	7	6
1	9	5	7	6	3	4	2	8
7	8	2	5	3	4	6	1	9
6	1	9	2	7	8	5	3	4
4	5	3	6	1	9	7	8	2
5	6	8	1	9	7	2	4	3
9	3	1	4	2	5	8	6	7
2	4	7	3	8	6	1	9	5

Sudoku Puzzle 8

9	1	7	4	8	2	6	3	5
3	6	2	1	5	7	9	8	4
5	8	4	3	9	6	7	2	1
4	2	6	9	7	1	8	5	3
1	7	5	6	3	8	2	4	9
8	9	3	5	2	4	1	6	7
7	3	8	2	1	5	4	9	6
6	5	1	8	4	9	3	7	2
2	4	9	7	6	3	5	1	8

Sudoku Puzzle 9

9	1	2	6	8	4	5	3	7
8	3	7	5	2	9	6	4	1
5	4	6	7	3	1	8	9	2
7	9	1	3	6	8	4	2	5
6	8	5	2	4	7	3	1	9
3	2	4	9	1	5	7	6	8
2	7	9	4	5	3	1	8	6
4	6	8	1	7	2	9	5	3
1	5	3	8	9	6	2	7	4

Sudoku Puzzle 10

3	2	5	8	1	4	7	6	9
9	7	6	5	2	3	4	1	8
4	1	8	6	9	7	2	3	5
2	6	9	3	5	8	1	4	7
5	8	4	2	7	1	3	9	6
7	3	1	4	6	9	8	5	2
6	4	3	9	8	2	5	7	1
8	5	7	1	4	6	9	2	3
1	9	2	7	3	5	6	8	4

Sudoku Puzzle 11

6	3	8	7	4	9	5	2	1
2	7	4	6	5	1	8	9	3
1	5	9	2	8	3	7	4	6
9	8	1	3	7	5	4	6	2
3	6	2	4	9	8	1	5	7
5	4	7	1	6	2	9	3	8
4	9	6	8	3	7	2	1	5
8	1	5	9	2	6	3	7	4
7	2	3	5	1	4	6	8	9

Sudoku Puzzle 12

1	5	4	3	2	7	9	6	8
2	6	7	4	9	8	5	3	1
9	3	8	6	1	5	2	4	7
3	4	1	8	6	9	7	2	5
6	9	2	5	7	1	3	8	4
7	8	5	2	4	3	6	1	9
5	2	6	7	8	4	1	9	3
4	1	3	9	5	6	8	7	2
8	7	9	1	3	2	4	5	6

Sudoku Puzzle 13

7	9	8	4	1	3	2	5	6
2	6	1	7	8	5	4	3	9
5	4	3	6	2	9	8	7	1
4	1	9	5	3	2	7	6	8
8	5	6	1	7	4	9	2	3
3	7	2	9	6	8	5	1	4
9	8	7	3	5	6	1	4	2
1	3	4	2	9	7	6	8	5
6	2	5	8	4	1	3	9	7

Sudoku Puzzle 14

3	4	8	7	5	1	2	6	9
1	7	6	2	9	3	4	5	8
5	2	9	6	4	8	3	7	1
2	9	7	3	1	6	8	4	5
6	3	1	5	8	4	7	9	2
4	8	5	9	2	7	6	1	3
7	5	3	8	6	9	1	2	4
9	6	4	1	3	2	5	8	7
8	1	2	4	7	5	9	3	6

Sudoku Puzzle 15

9	6	8	2	1	4	5	7	3
4	3	1	6	5	7	9	8	2
2	5	7	9	3	8	4	1	6
5	7	9	1	4	6	2	3	8
8	1	4	3	2	5	7	6	9
3	2	6	8	7	9	1	5	4
1	4	3	7	6	2	8	9	5
6	9	2	5	8	1	3	4	7
7	8	5	4	9	3	6	2	1

Sudoku Puzzle 16

9	1	5	7	8	6	3	4	2
6	8	7	3	2	4	9	5	1
3	4	2	5	9	1	6	8	7
2	9	8	4	5	3	1	7	6
1	5	3	9	6	7	8	2	4
4	7	6	2	1	8	5	3	9
7	6	1	8	4	5	2	9	3
8	2	4	1	3	9	7	6	5
5	3	9	6	7	2	4	1	8

Sudoku Puzzle 17

3	5	2	9	7	4	1	6	8
1	7	8	3	5	6	2	9	4
4	9	6	1	2	8	5	3	7
7	8	4	5	9	1	6	2	3
9	2	3	8	6	7	4	5	1
5	6	1	4	3	2	8	7	9
2	1	7	6	8	9	3	4	5
8	3	9	2	4	5	7	1	6
6	4	5	7	1	3	9	8	2

Sudoku Puzzle 18

2	8	6	1	7	5	3	9	4
4	1	5	6	3	9	8	2	7
9	3	7	8	2	4	6	1	5
1	4	9	5	6	8	7	3	2
7	2	8	4	9	3	5	6	1
5	6	3	2	1	7	9	4	8
8	5	2	3	4	6	1	7	9
3	7	4	9	8	1	2	5	6
6	9	1	7	5	2	4	8	3

Sudoku Puzzle 19

5	7	9	1	2	6	3	4	8
3	2	6	4	9	8	5	1	7
1	8	4	5	7	3	2	6	9
7	6	1	8	5	9	4	3	2
4	9	8	2	3	1	6	7	5
2	5	3	7	6	4	9	8	1
9	3	7	6	1	5	8	2	4
8	1	5	3	4	2	7	9	6
6	4	2	9	8	7	1	5	3

Sudoku Puzzle 20

7	6	9	2	4	1	5	8	3
4	5	3	7	6	8	1	2	9
2	8	1	5	3	9	6	7	4
3	1	6	4	5	7	8	9	2
5	9	4	8	1	2	7	3	6
8	2	7	3	9	6	4	5	1
6	7	8	9	2	4	3	1	5
1	3	2	6	7	5	9	4	8
9	4	5	1	8	3	2	6	7

Sudoku Puzzle 21

5	3	8	4	7	6	2	9	1
6	7	2	1	8	9	5	3	4
1	9	4	5	3	2	7	6	8
8	5	9	3	1	7	4	2	6
4	1	3	6	2	5	8	7	9
7	2	6	9	4	8	1	5	3
3	6	1	2	5	4	9	8	7
9	8	5	7	6	1	3	4	2
2	4	7	8	9	3	6	1	5

Sudoku Puzzle 22

3	5	4	6	1	9	2	7	8
6	8	9	2	4	7	3	5	1
1	7	2	8	3	5	6	9	4
4	9	8	1	2	3	5	6	7
2	1	7	4	5	6	8	3	9
5	3	6	9	7	8	4	1	2
9	2	3	5	8	1	7	4	6
8	6	5	7	9	4	1	2	3
7	4	1	3	6	2	9	8	5

Sudoku Puzzle 23

8	5	2	3	6	4	9	1	7
1	3	7	9	2	5	6	4	8
9	4	6	1	7	8	5	2	3
4	2	1	6	9	7	3	8	5
5	7	8	4	1	3	2	6	9
3	6	9	5	8	2	4	7	1
6	1	3	8	4	9	7	5	2
7	9	4	2	5	1	8	3	6
2	8	5	7	3	6	1	9	4

Sudoku Puzzle 24

7	5	3	8	9	4	1	6	2
9	8	1	2	5	6	7	4	3
4	2	6	1	3	7	9	8	5
3	7	5	4	1	2	6	9	8
6	9	2	7	8	3	4	5	1
8	1	4	5	6	9	3	2	7
1	4	8	6	7	5	2	3	9
5	6	9	3	2	1	8	7	4
2	3	7	9	4	8	5	1	6

Sudoku Puzzle 25

6	2	7	5	9	4	1	8	3
3	9	5	2	1	8	4	7	6
1	4	8	6	7	3	5	9	2
5	8	4	7	6	2	3	1	9
9	6	1	3	4	5	8	2	7
7	3	2	9	8	1	6	5	4
8	1	9	4	3	7	2	6	5
2	7	3	1	5	6	9	4	8
4	5	6	8	2	9	7	3	1

Sudoku Puzzle 26

4	5	1	2	6	8	7	9	3
2	6	7	4	3	9	1	5	8
9	3	8	7	1	5	2	4	6
1	4	9	3	5	2	8	6	7
8	2	6	9	4	7	3	1	5
3	7	5	6	8	1	4	2	9
6	9	2	8	7	4	5	3	1
7	1	4	5	9	3	6	8	2
5	8	3	1	2	6	9	7	4

Sudoku Puzzle 27

3	1	6	2	7	4	8	9	5
5	4	7	8	6	9	2	1	3
2	9	8	3	1	5	6	4	7
6	2	1	7	4	8	3	5	9
7	3	4	9	5	6	1	2	8
9	8	5	1	2	3	7	6	4
4	7	3	6	9	1	5	8	2
8	6	9	5	3	2	4	7	1
1	5	2	4	8	7	9	3	6

Sudoku Puzzle 28

1	5	6	2	3	9	7	4	8
9	8	2	4	6	7	5	3	1
7	3	4	8	5	1	6	2	9
4	2	5	1	7	6	9	8	3
8	6	9	3	2	5	1	7	4
3	7	1	9	8	4	2	5	6
6	9	7	5	4	8	3	1	2
2	1	8	7	9	3	4	6	5
5	4	3	6	1	2	8	9	7

Sudoku Puzzle 29

2	9	3	8	6	4	1	5	7
6	4	7	3	5	1	8	2	9
1	5	8	7	2	9	6	3	4
8	1	2	9	3	5	7	4	6
5	7	9	1	4	6	2	8	3
3	6	4	2	8	7	5	9	1
4	3	5	6	1	2	9	7	8
9	2	1	4	7	8	3	6	5
7	8	6	5	9	3	4	1	2

Sudoku Puzzle 30

3	5	9	4	8	7	1	2	6
8	6	1	3	5	2	7	9	4
2	7	4	1	9	6	5	8	3
6	3	7	2	1	9	8	4	5
1	4	2	5	3	8	9	6	7
9	8	5	7	6	4	2	3	1
5	2	3	9	4	1	6	7	8
4	9	6	8	7	5	3	1	2
7	1	8	6	2	3	4	5	9

Sudoku Puzzle 31

2	4	6	1	9	7	5	3	8
9	8	5	3	6	2	4	7	1
3	7	1	5	8	4	6	2	9
7	3	8	9	5	6	1	4	2
1	6	9	4	2	8	7	5	3
5	2	4	7	3	1	8	9	6
4	1	3	8	7	9	2	6	5
6	5	7	2	1	3	9	8	4
8	9	2	6	4	5	3	1	7

Sudoku Puzzle 32

9	1	6	2	7	5	3	8	4
3	8	5	9	6	4	7	1	2
7	2	4	8	3	1	6	5	9
1	4	8	7	9	2	5	3	6
6	9	7	4	5	3	8	2	1
2	5	3	6	1	8	9	4	7
8	7	1	3	4	9	2	6	5
5	6	2	1	8	7	4	9	3
4	3	9	5	2	6	1	7	8

TRACING SHAPES

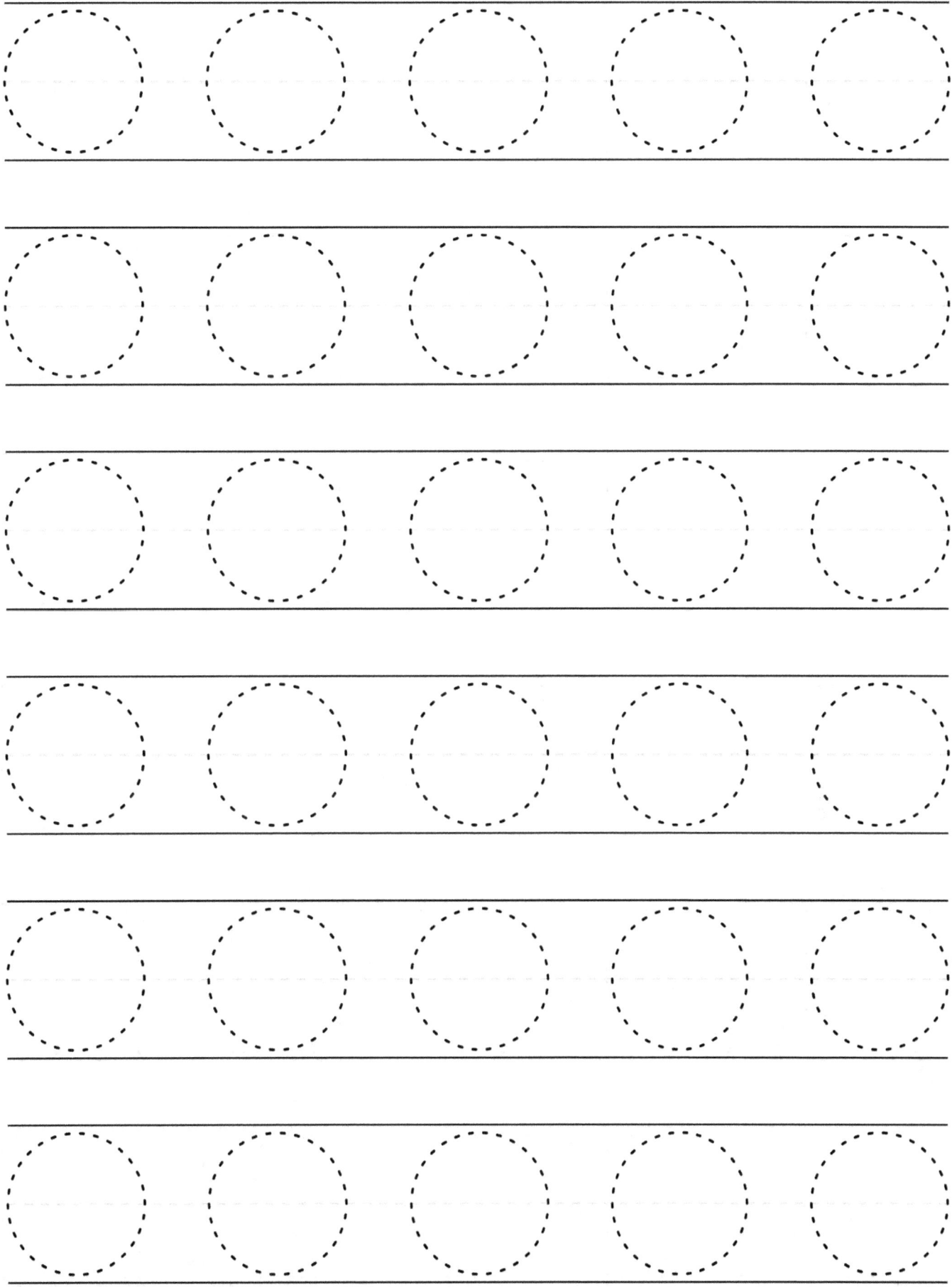

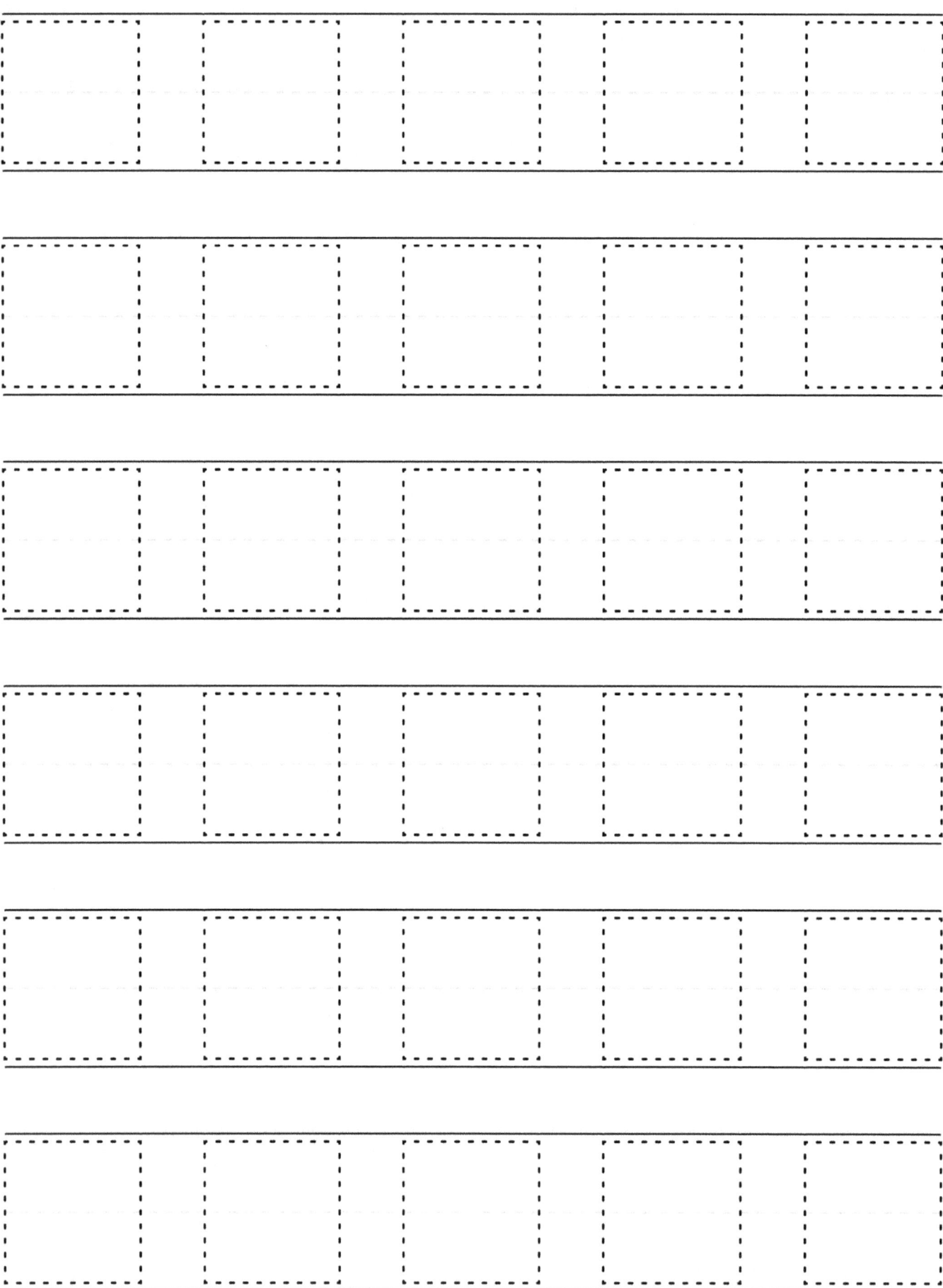

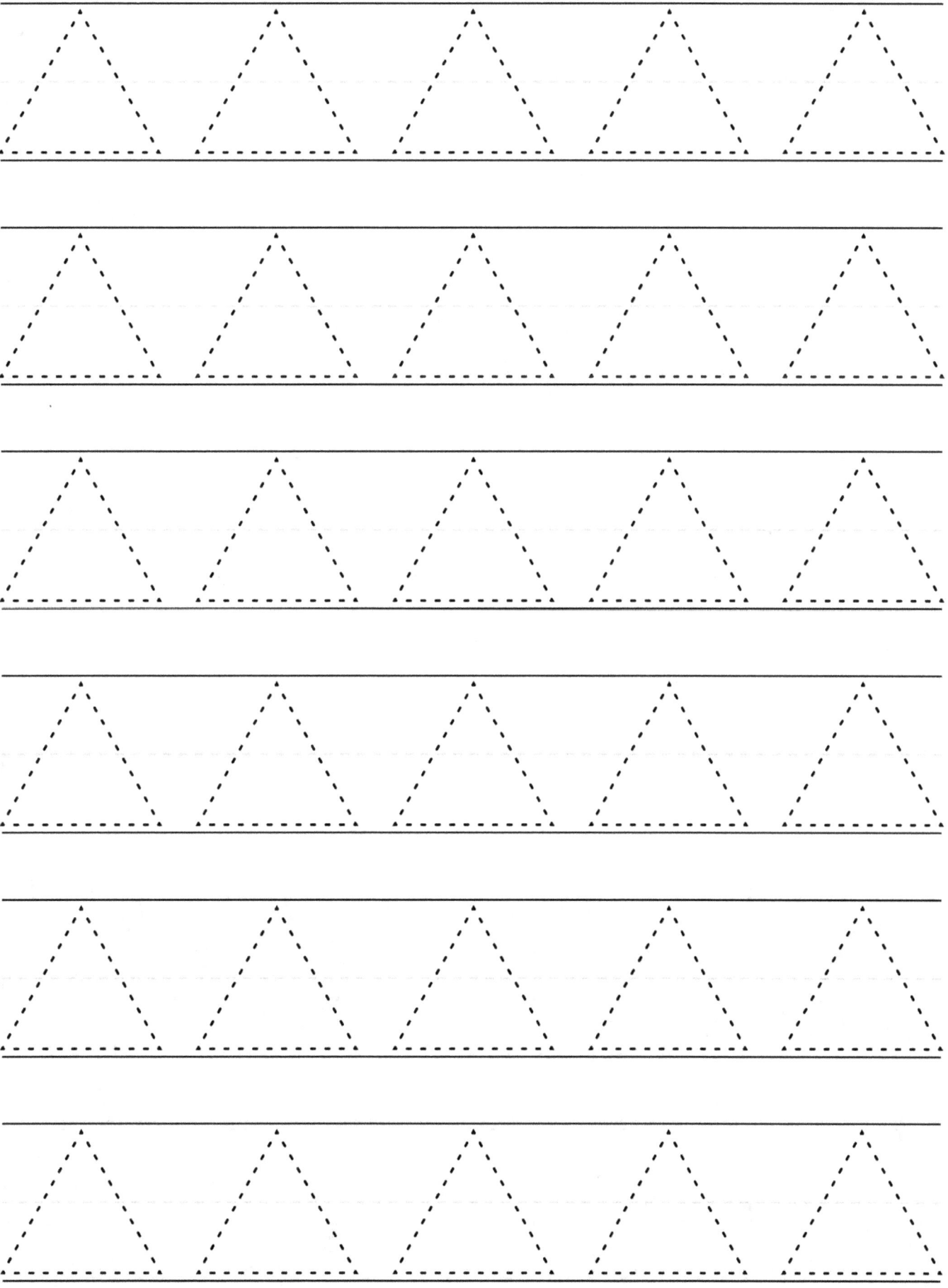

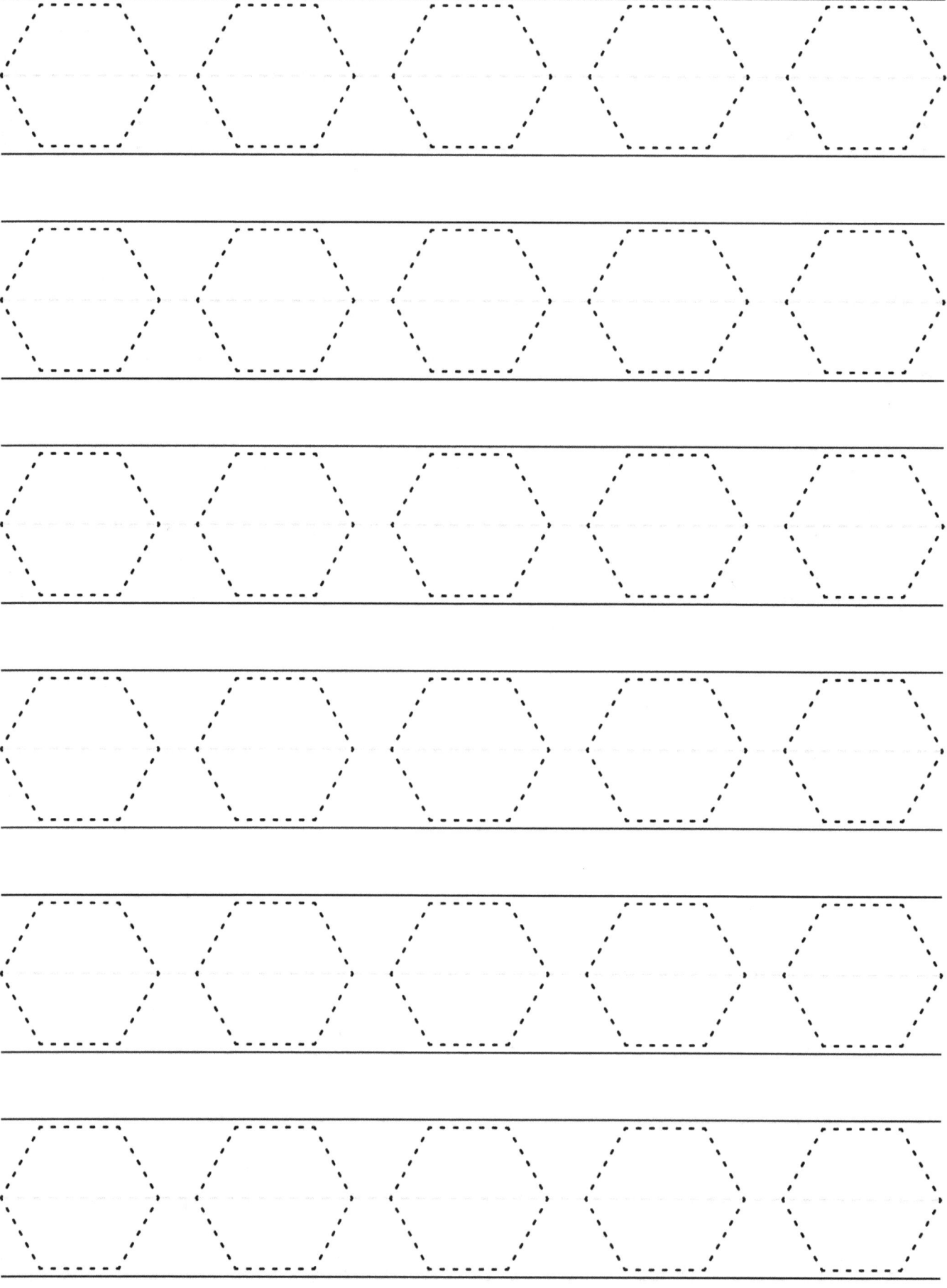

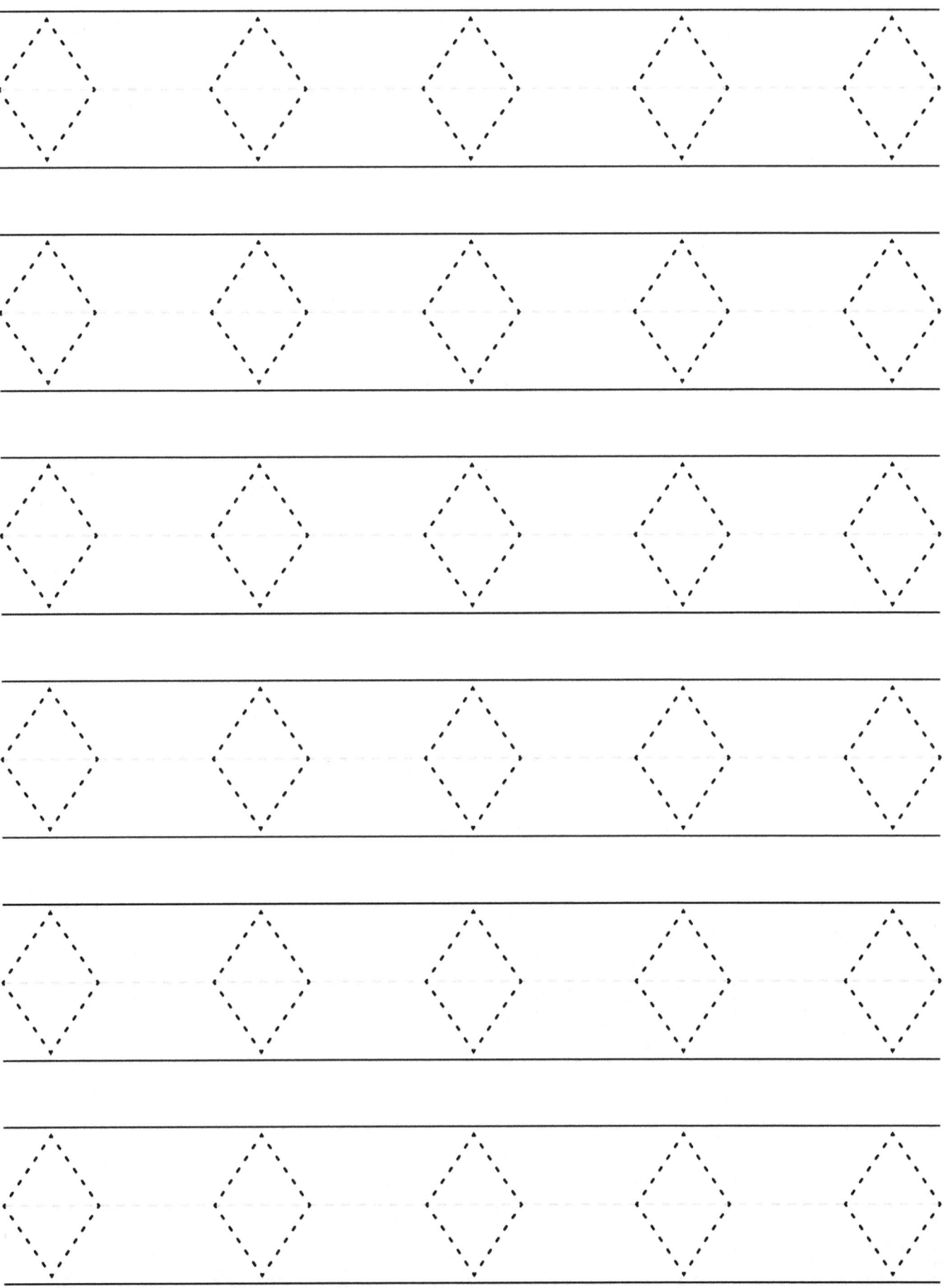

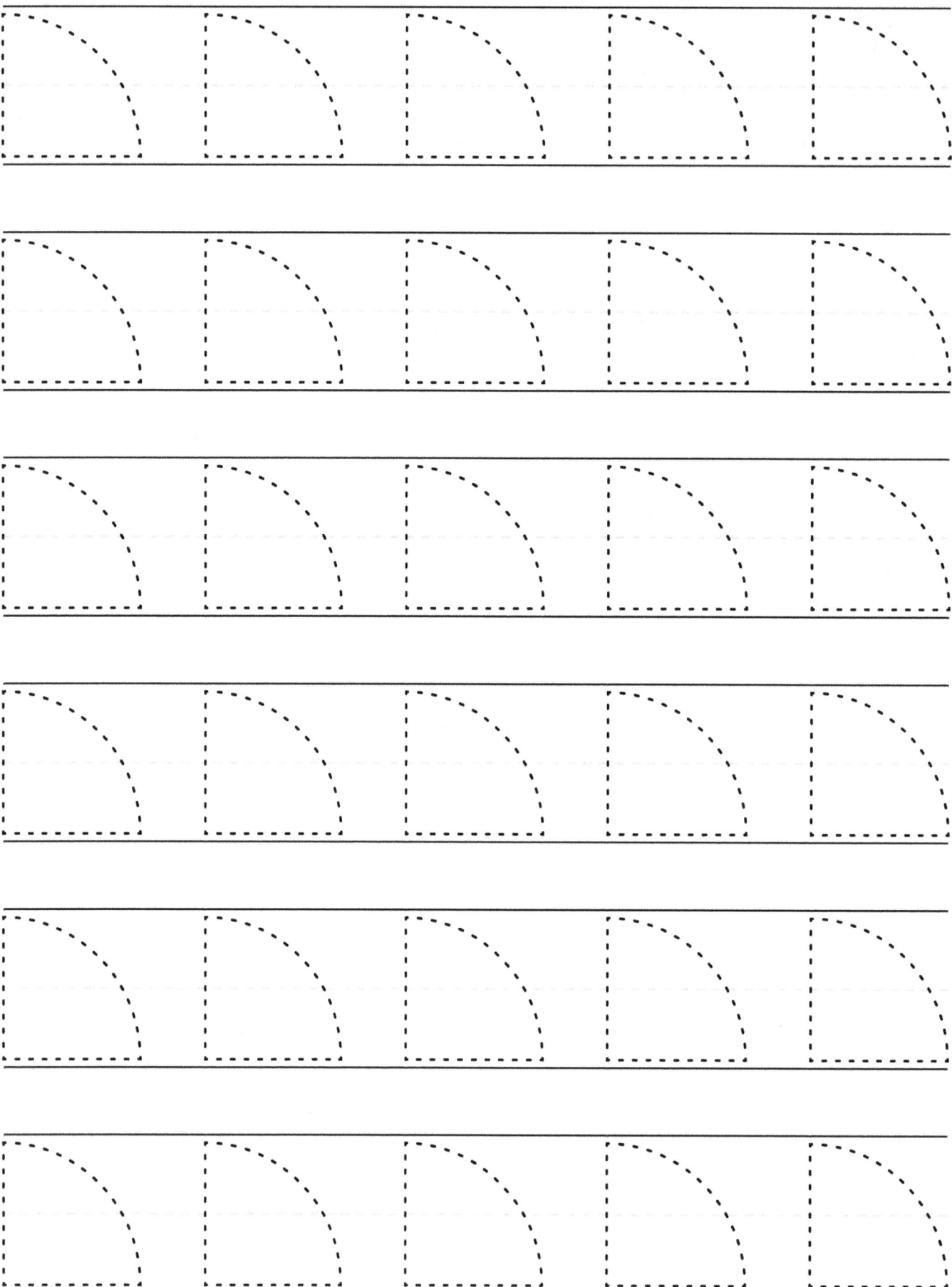

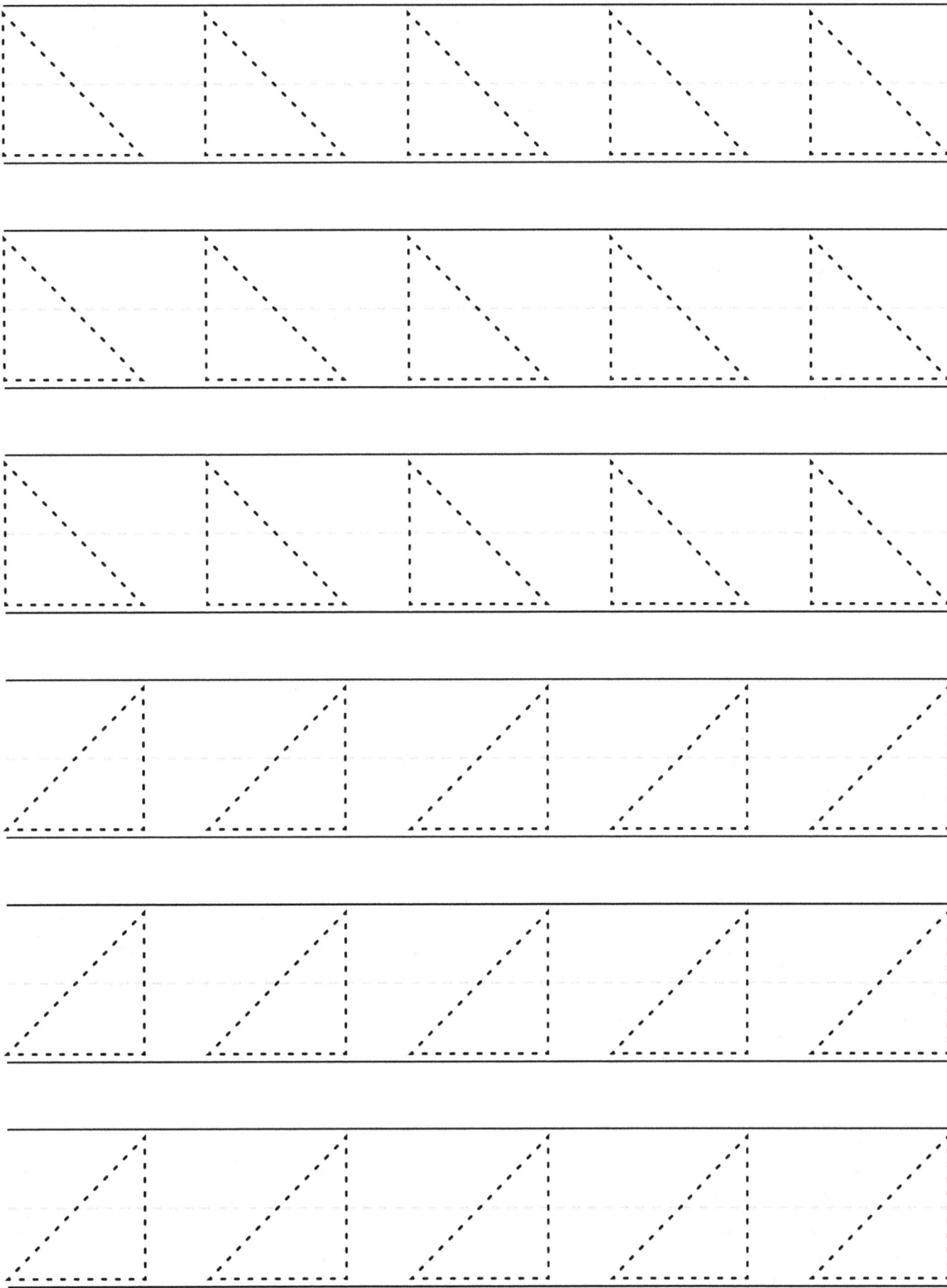

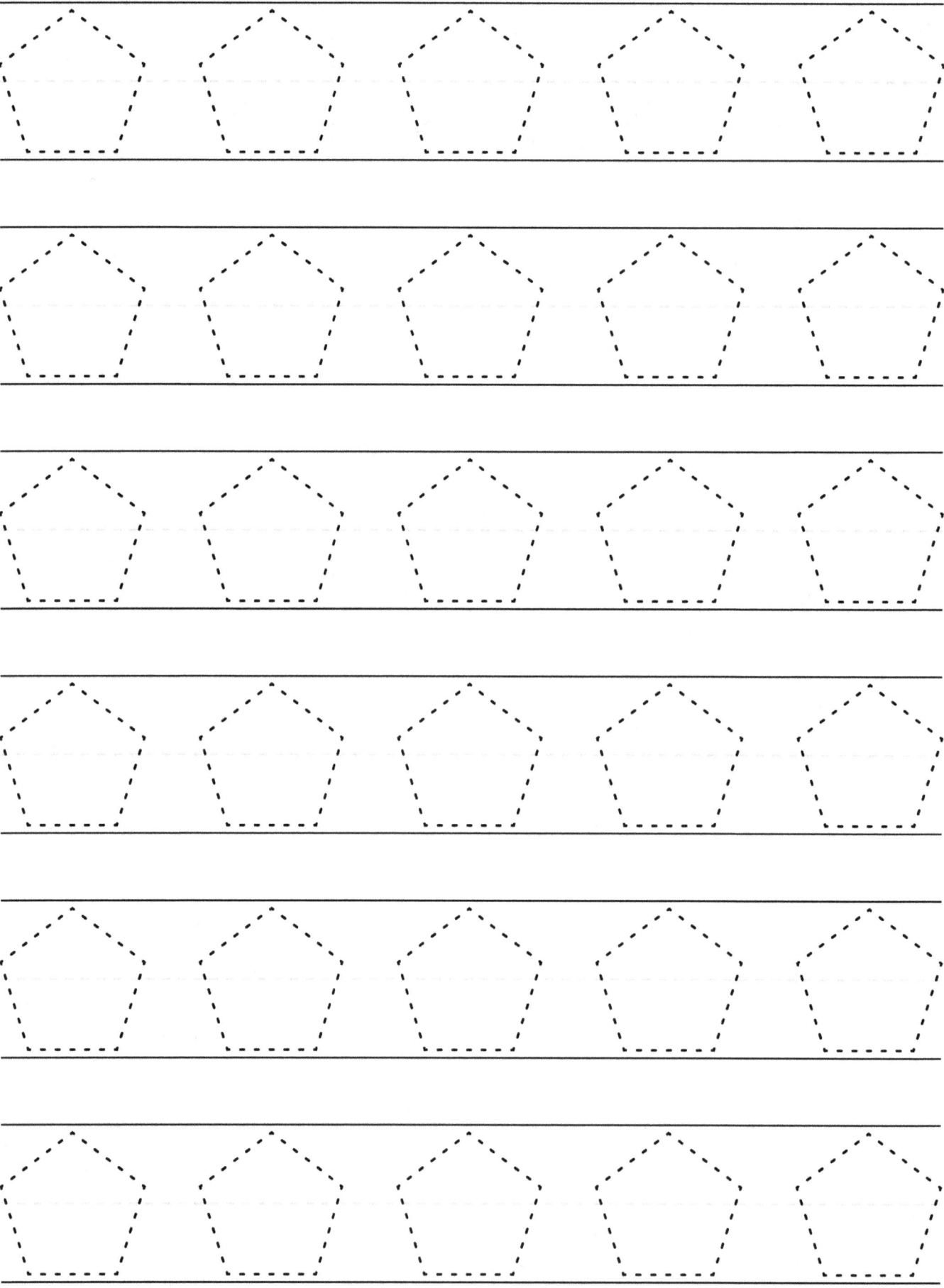

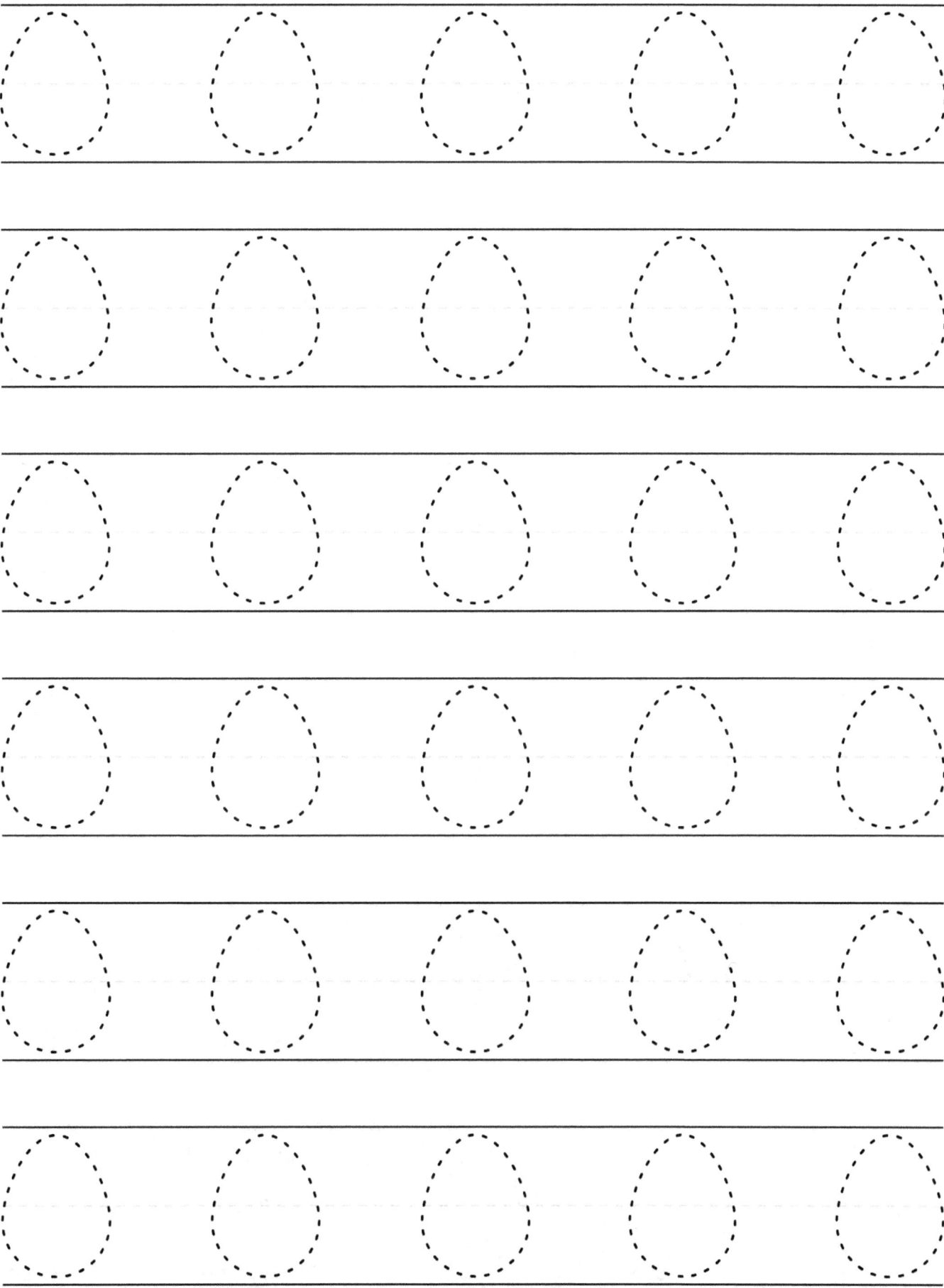

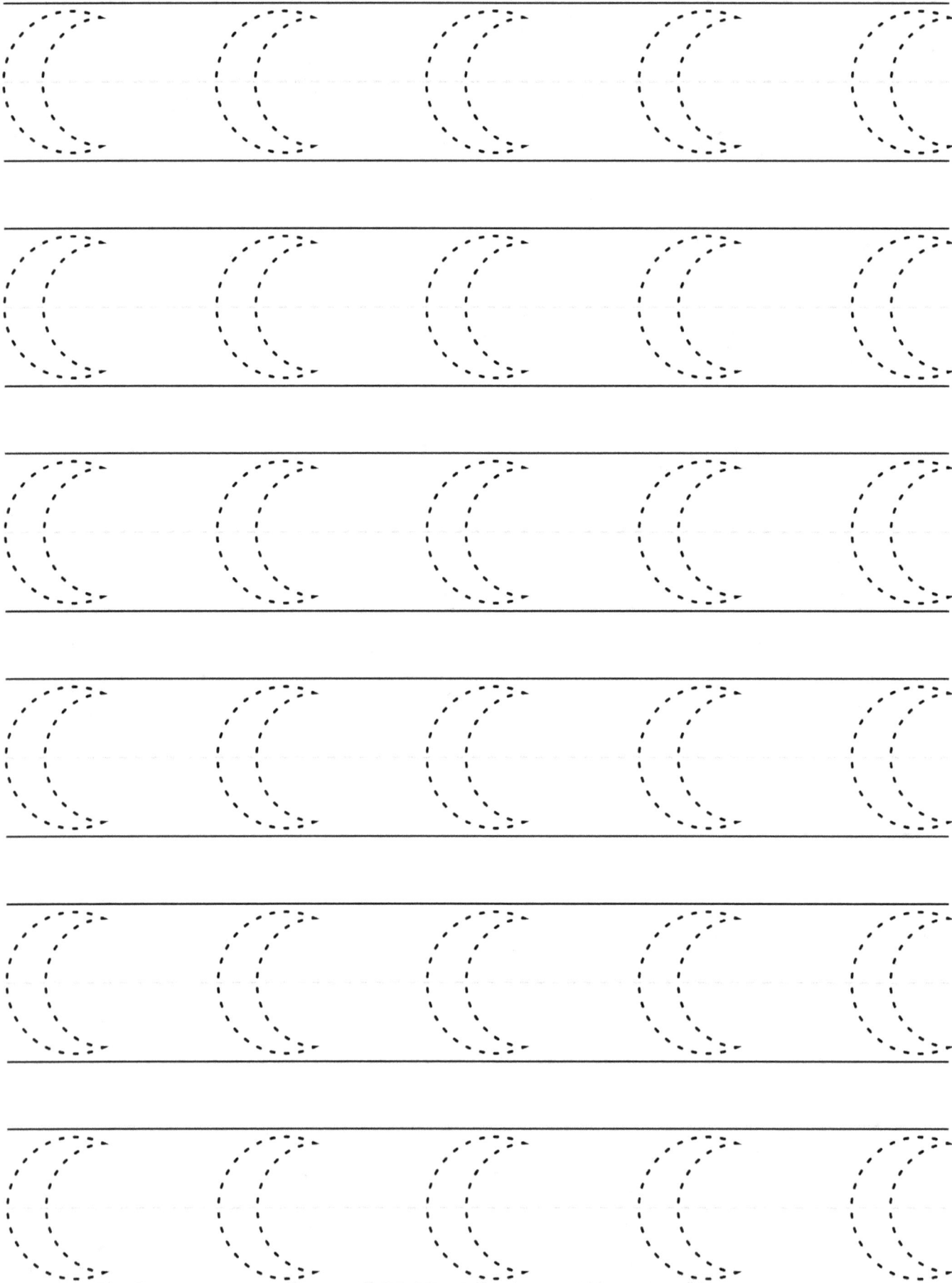

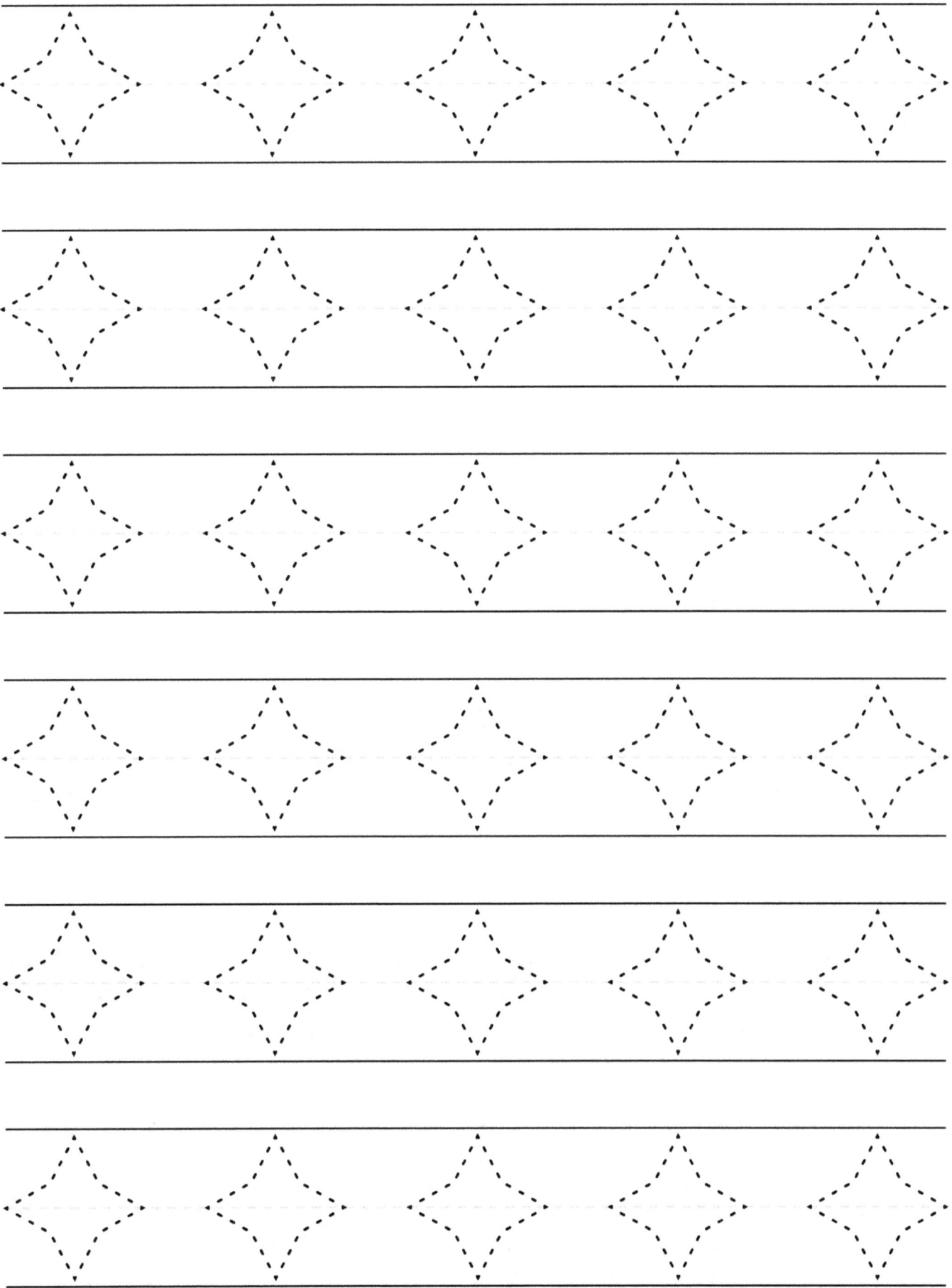

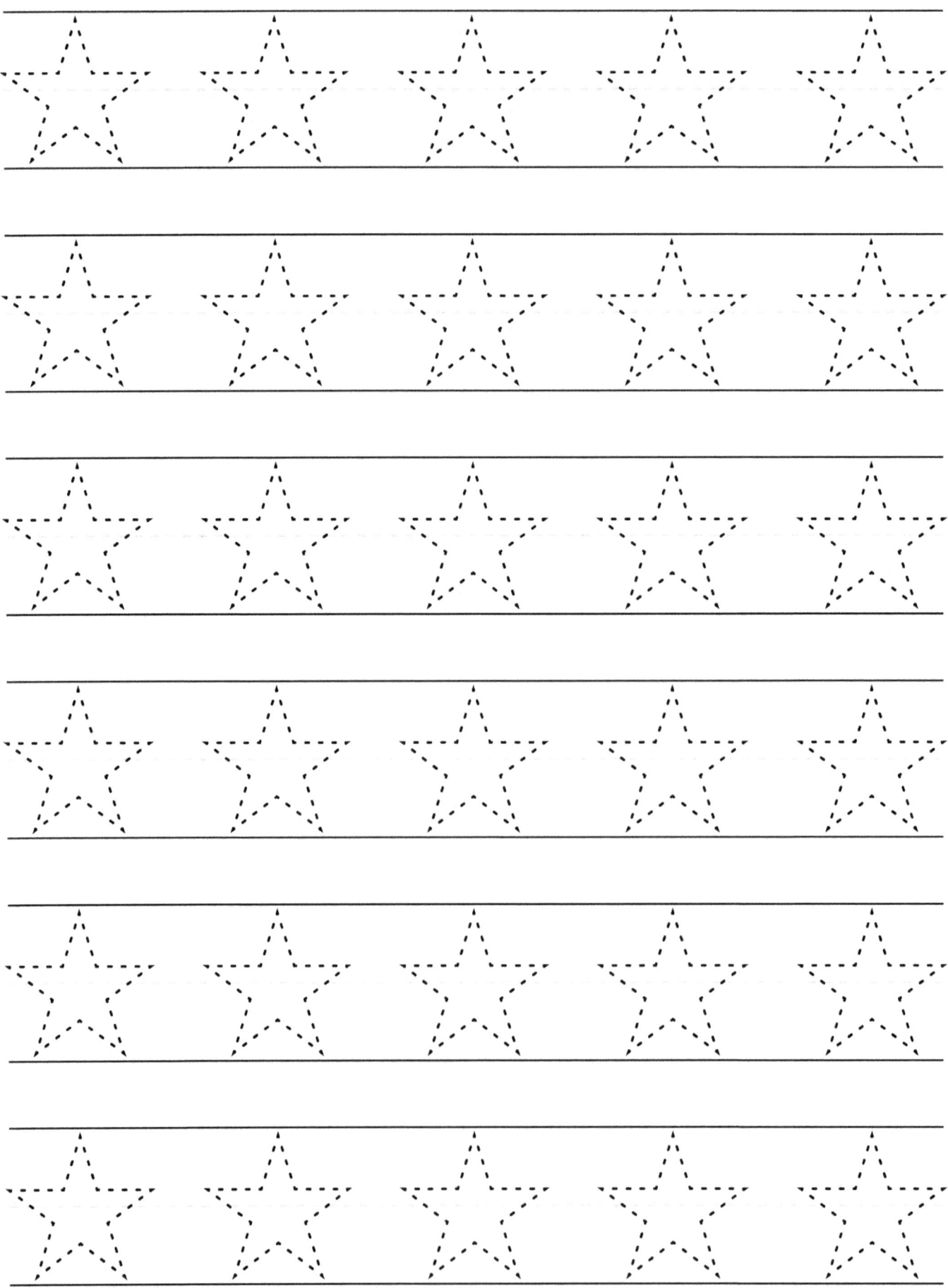

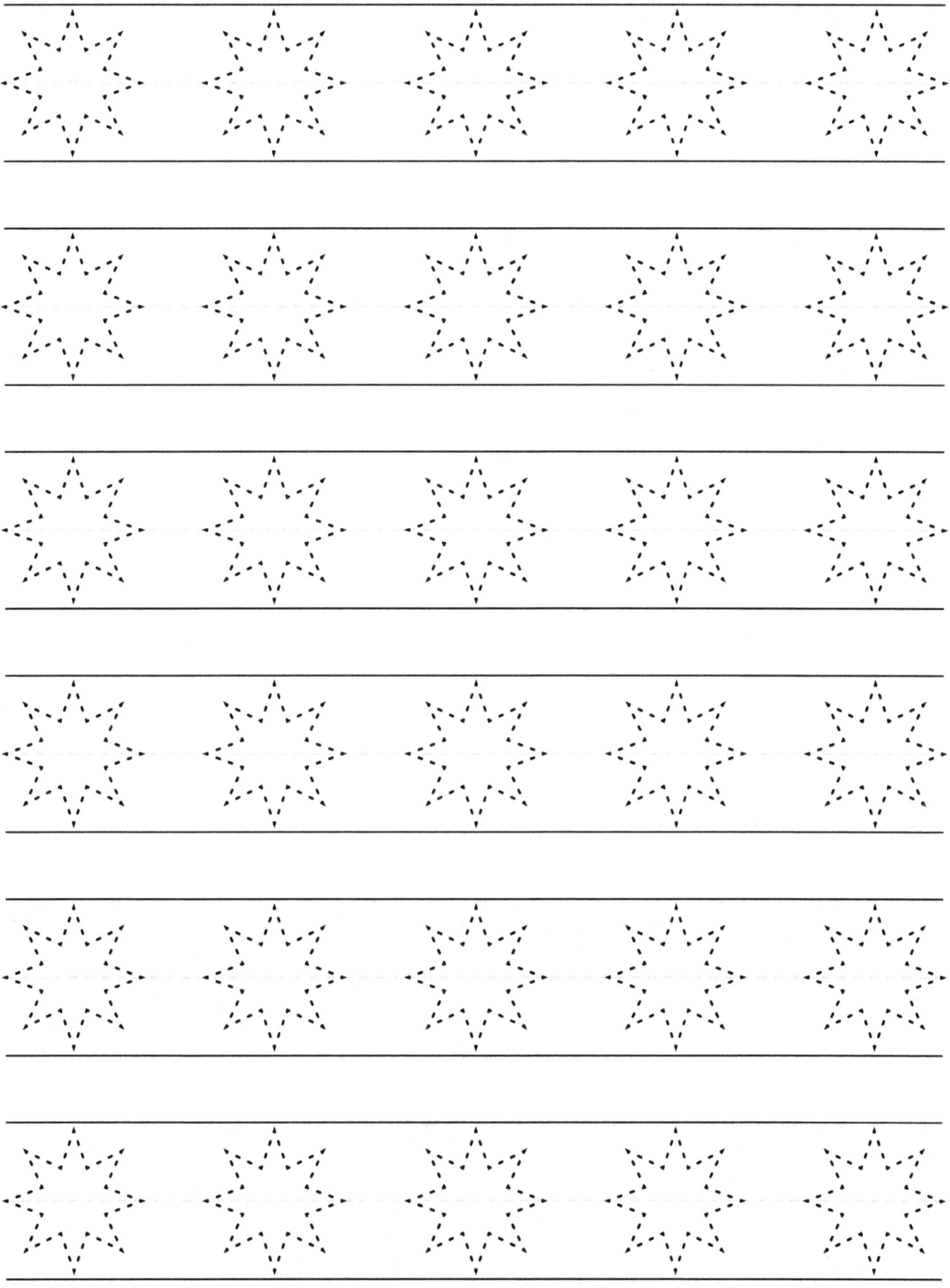

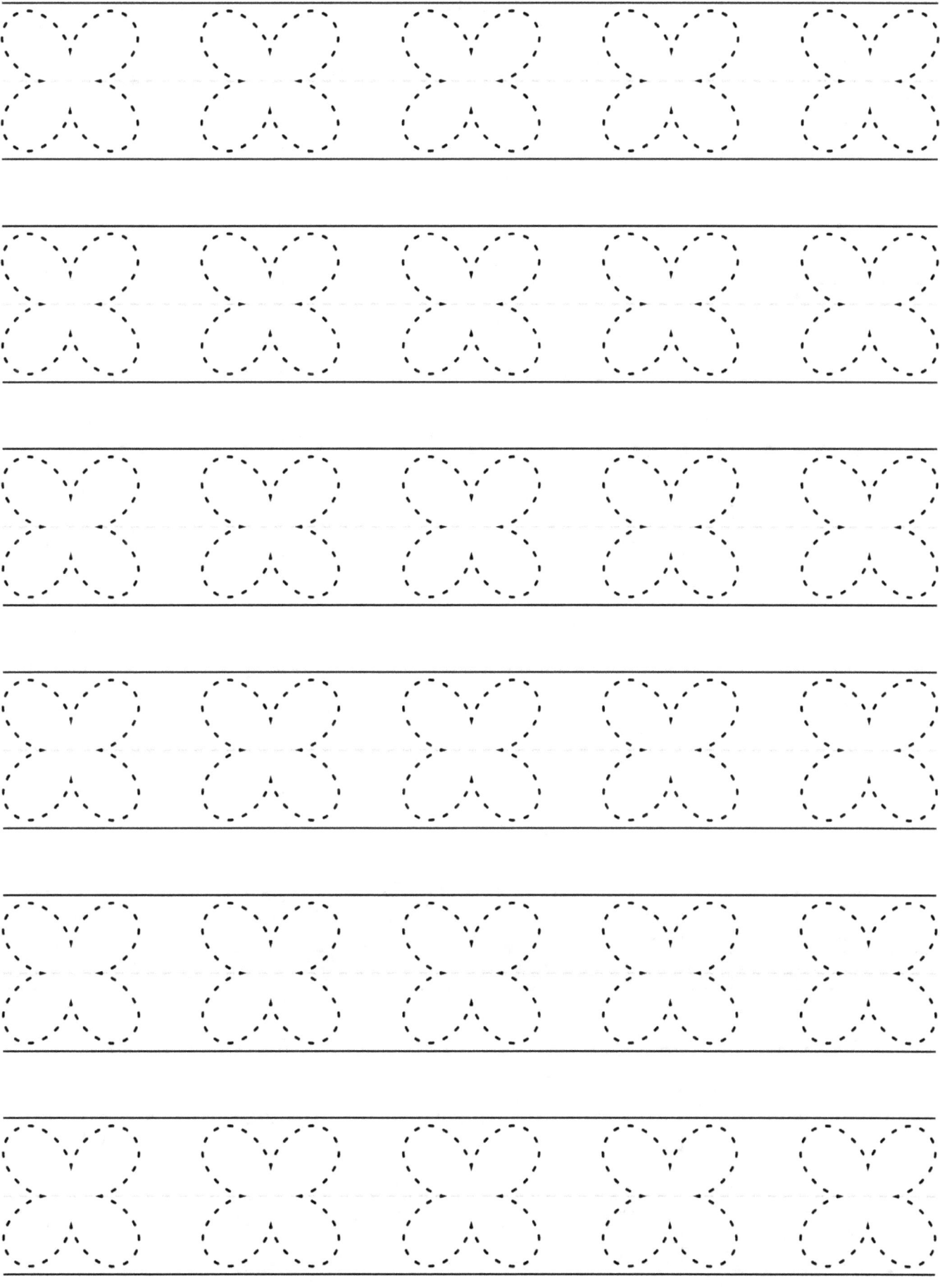

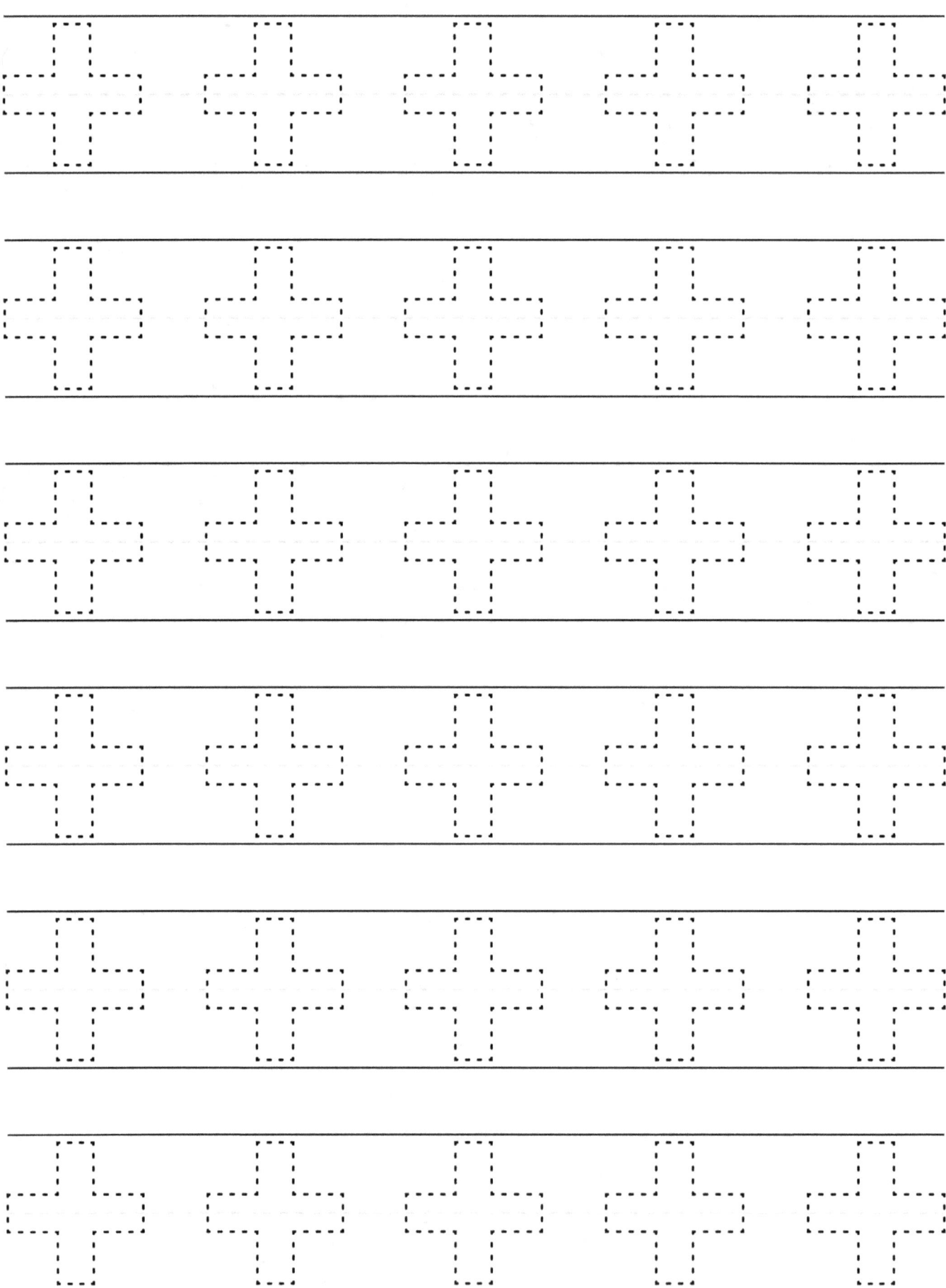

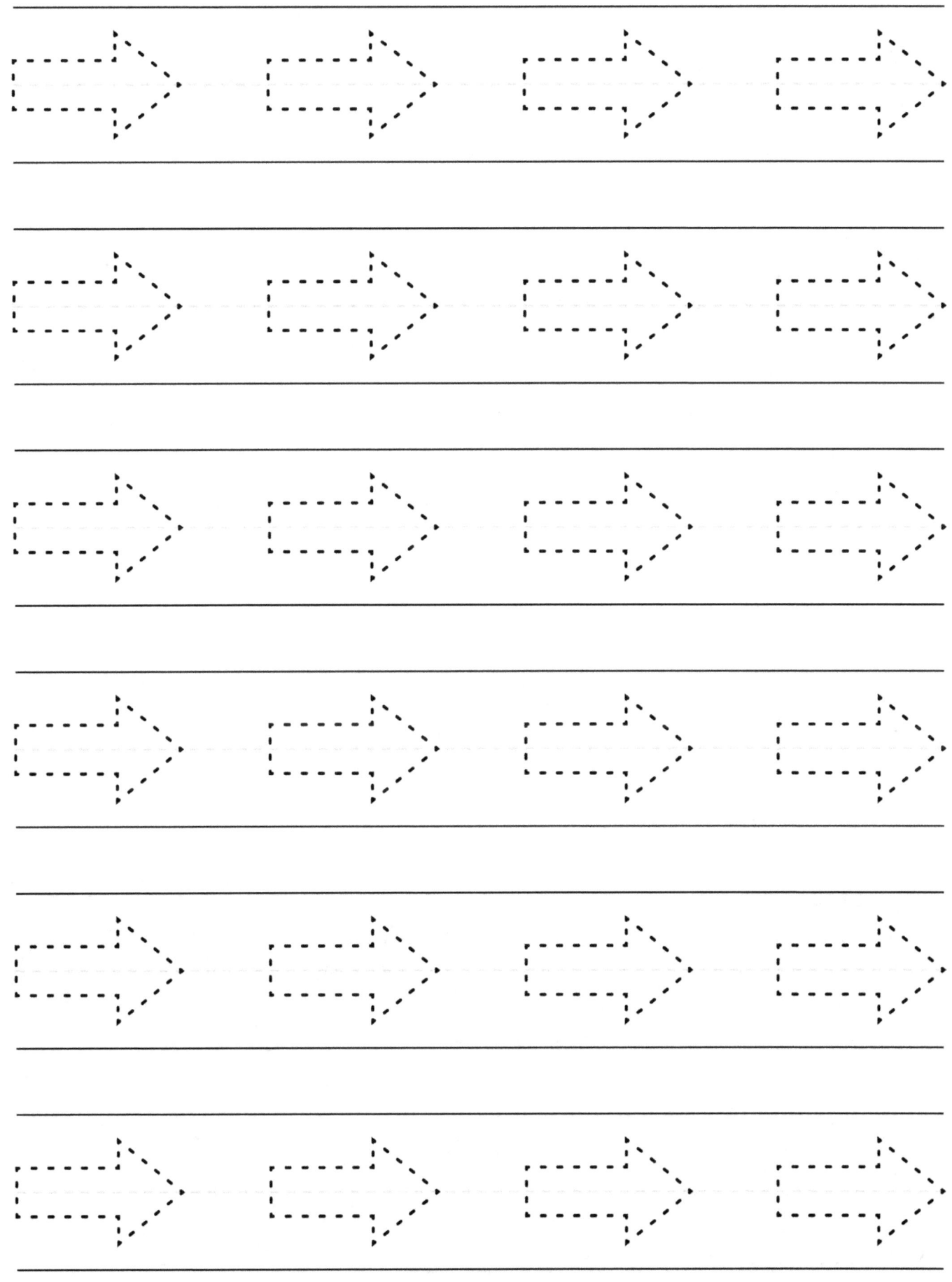

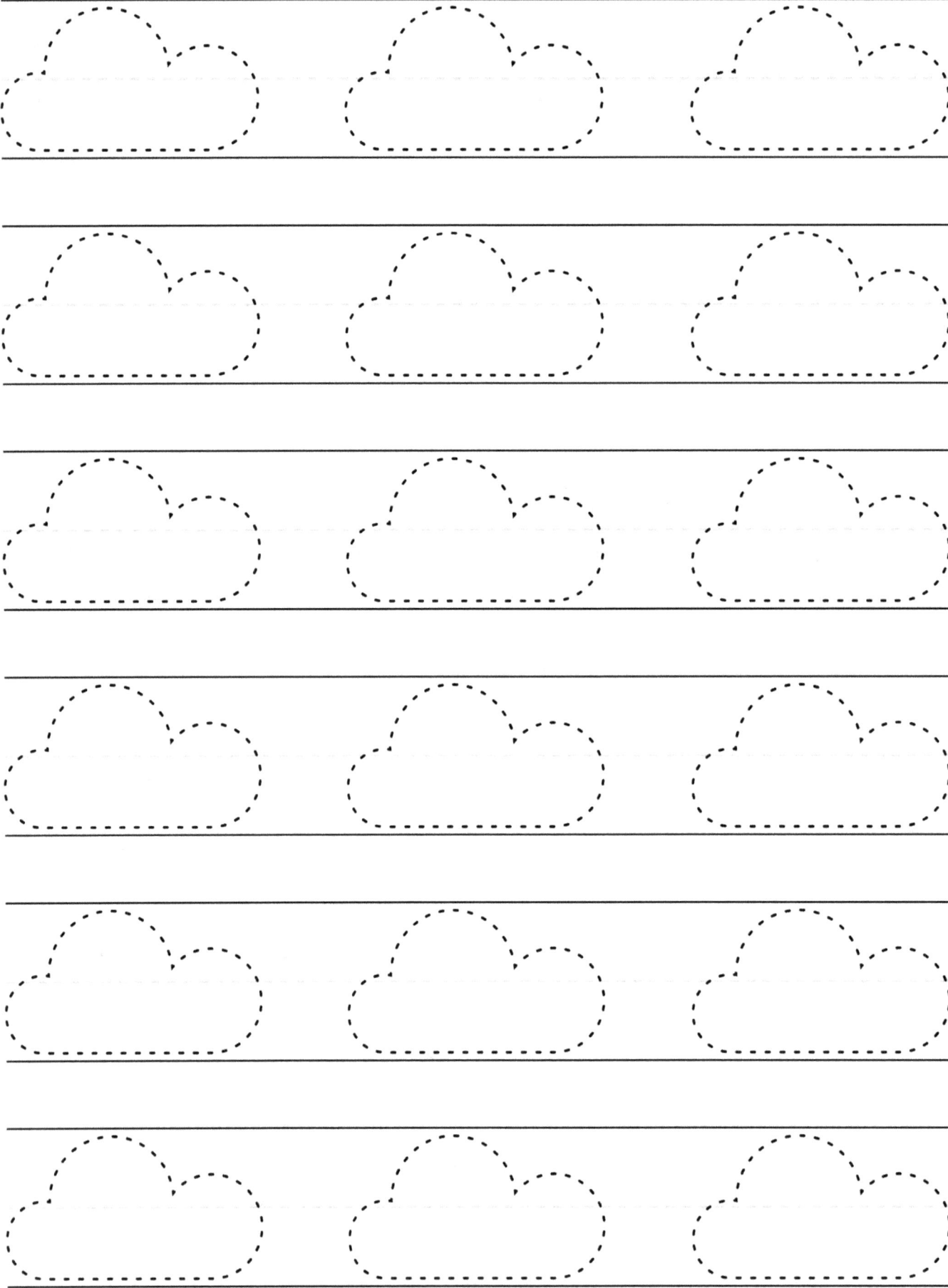

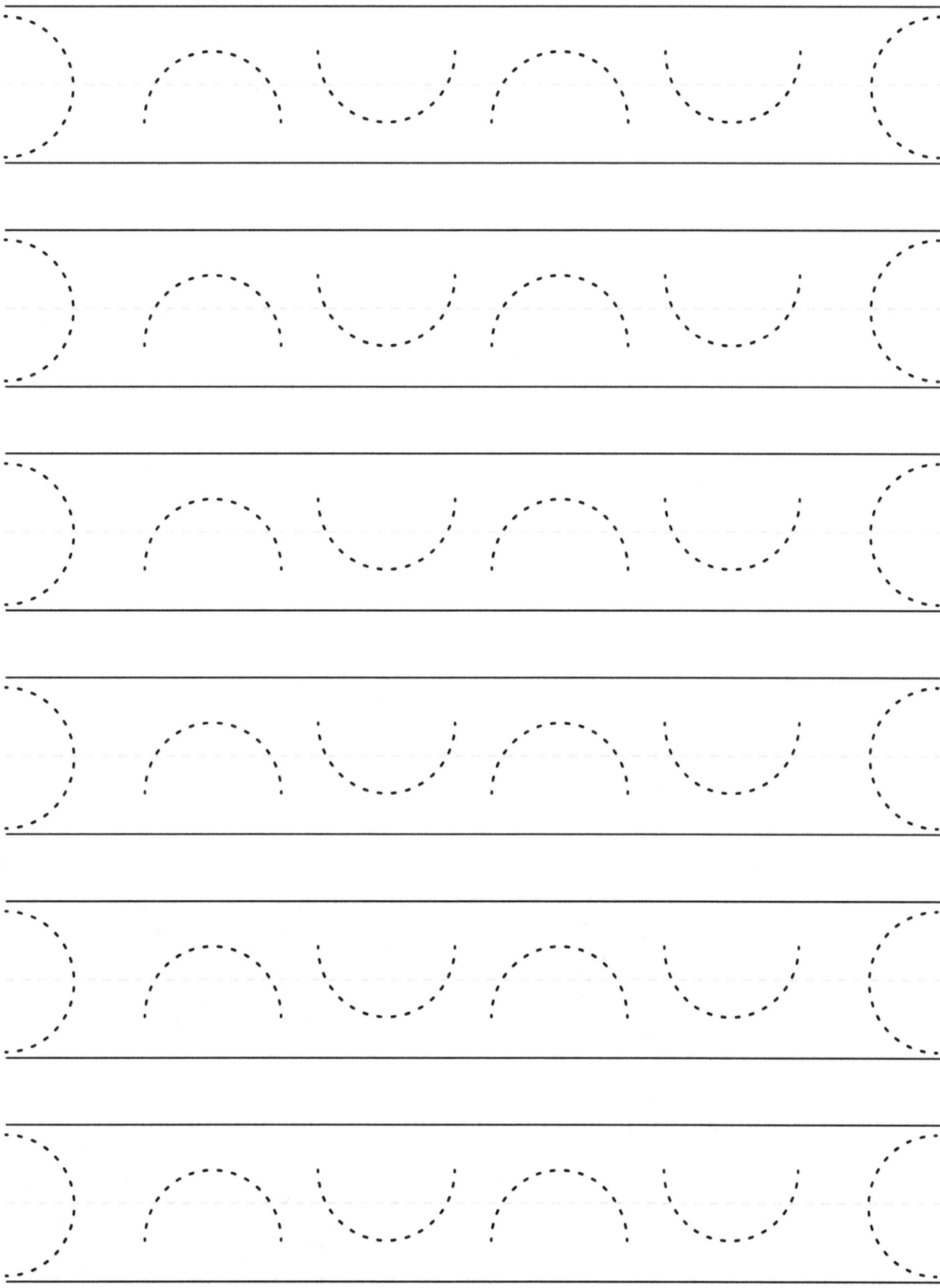

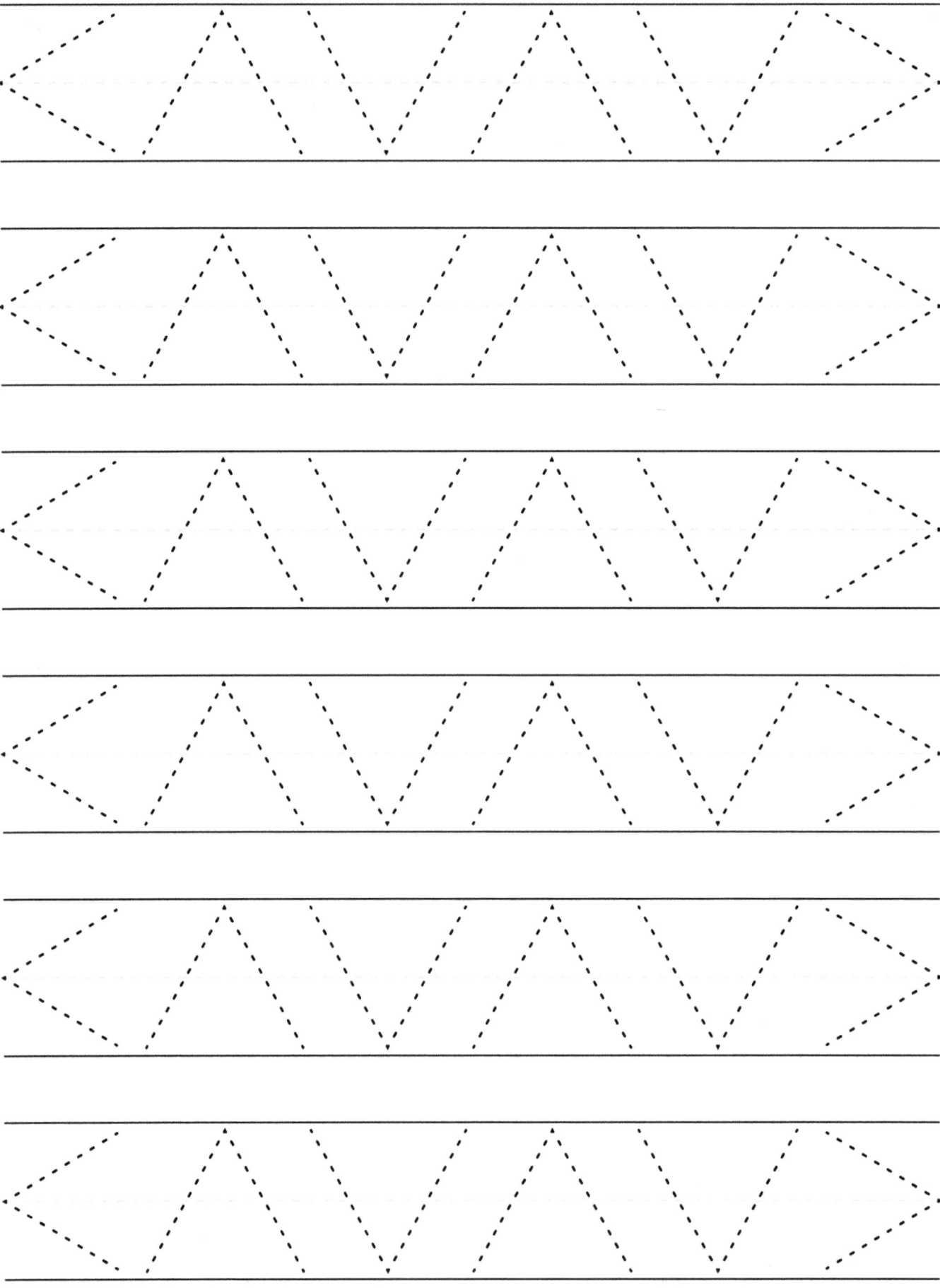

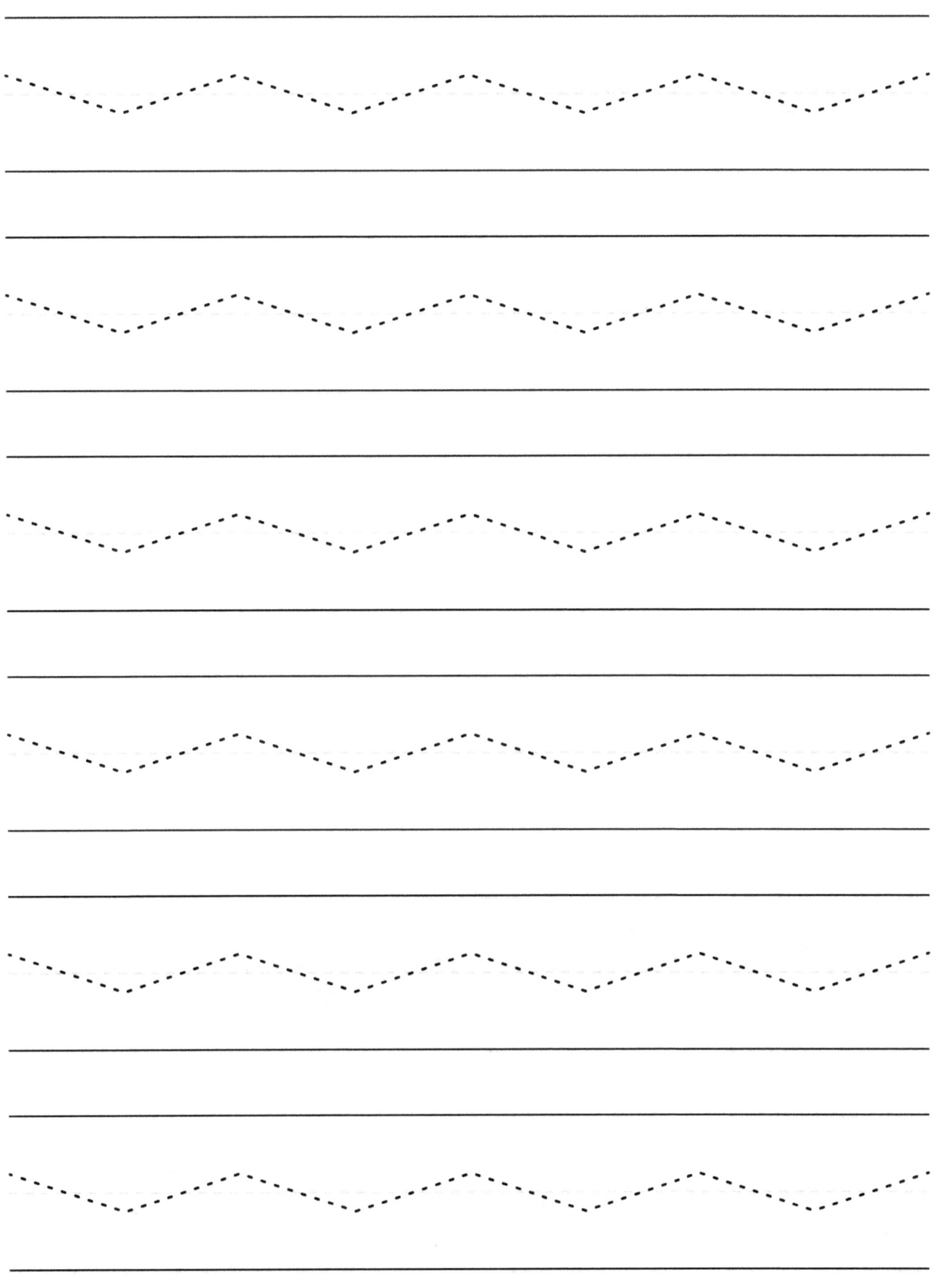

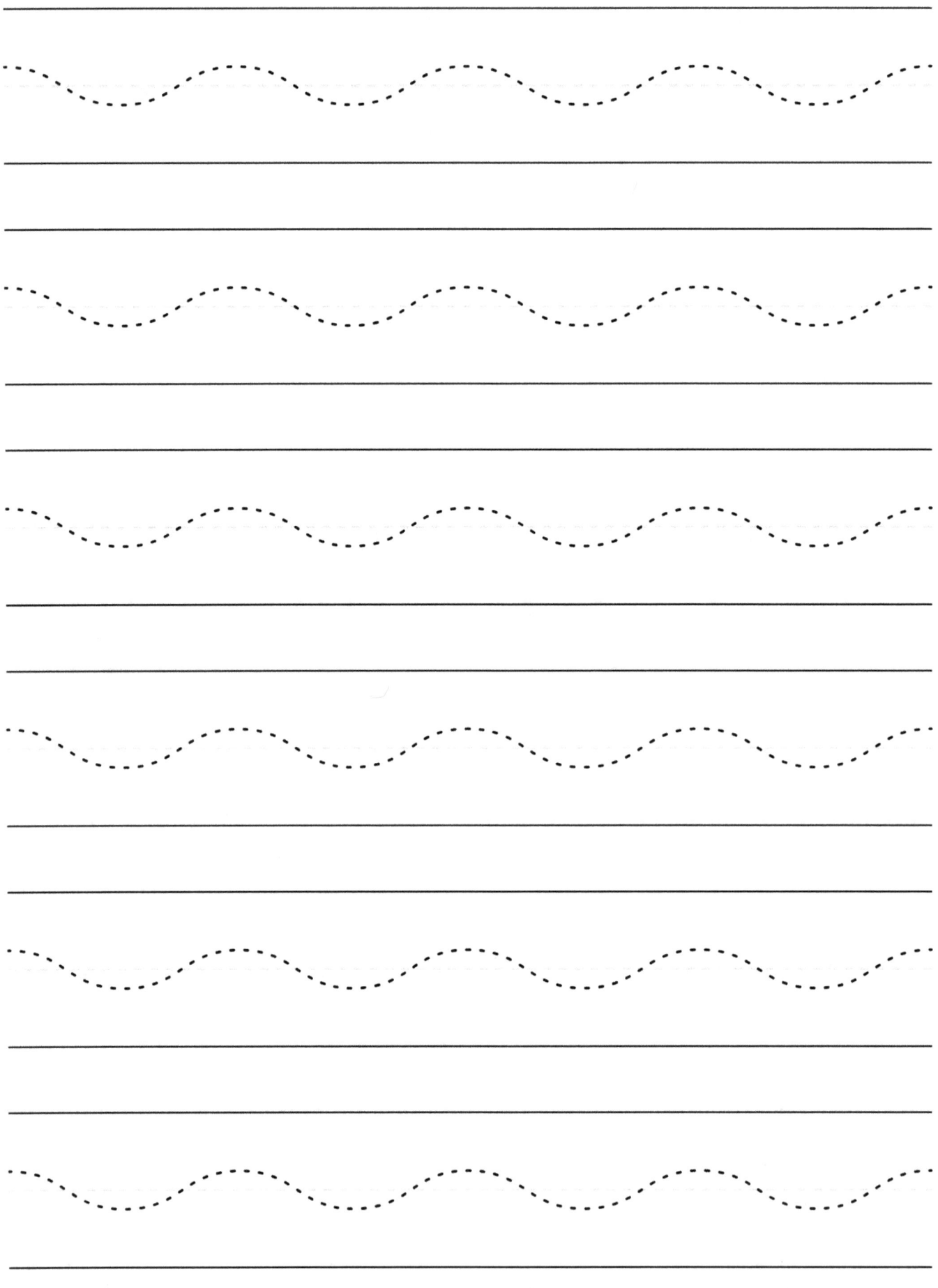

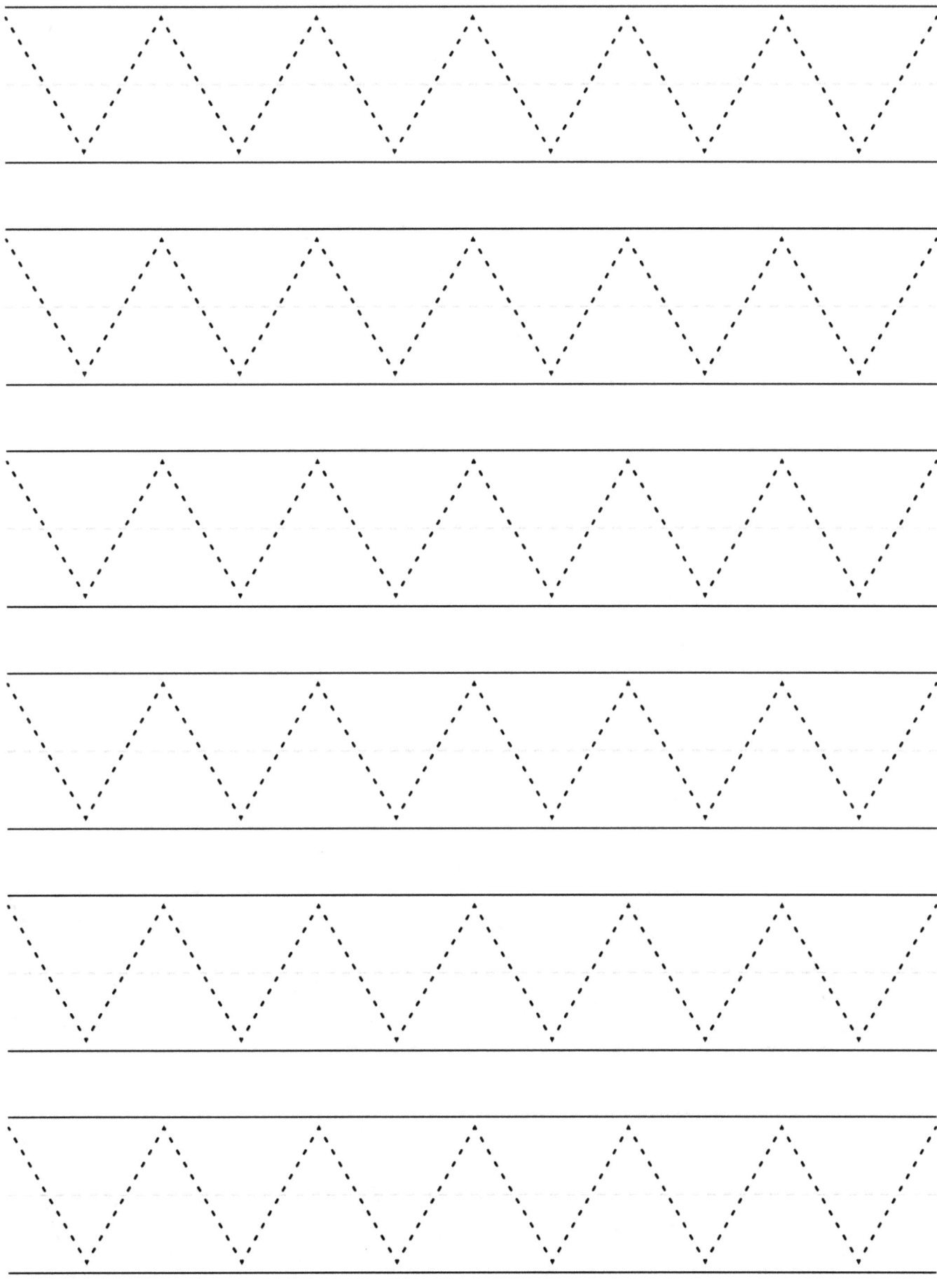

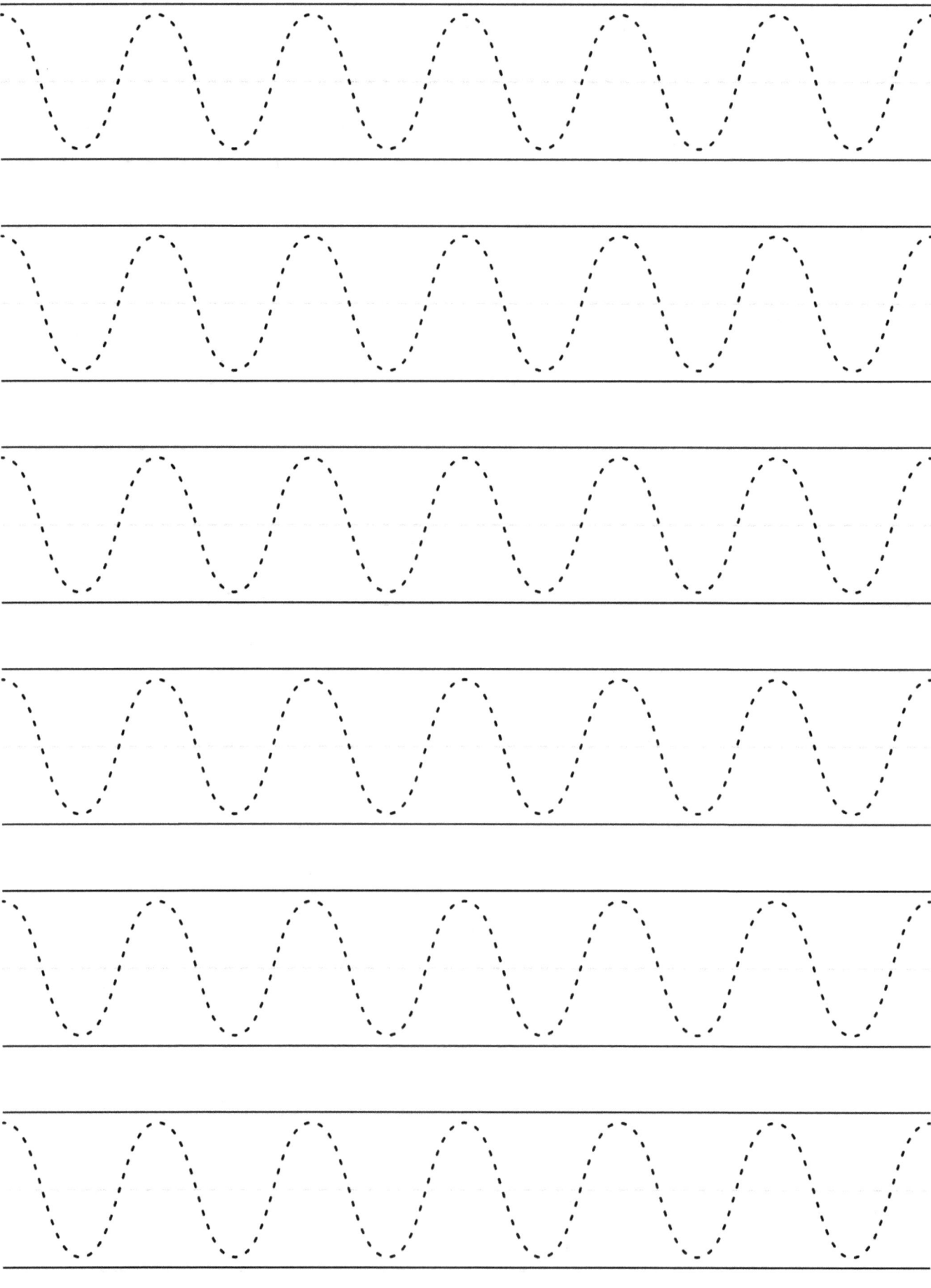

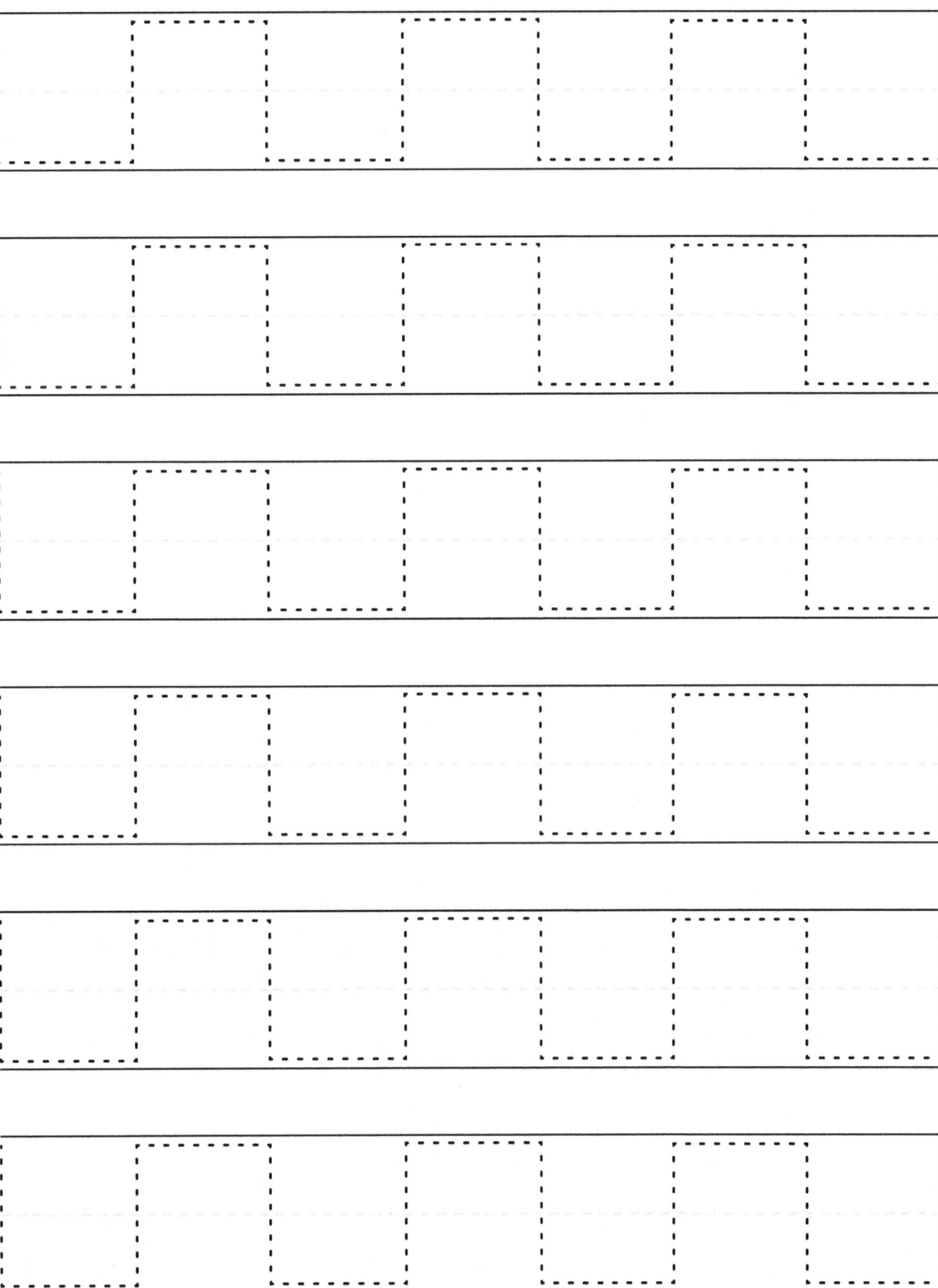

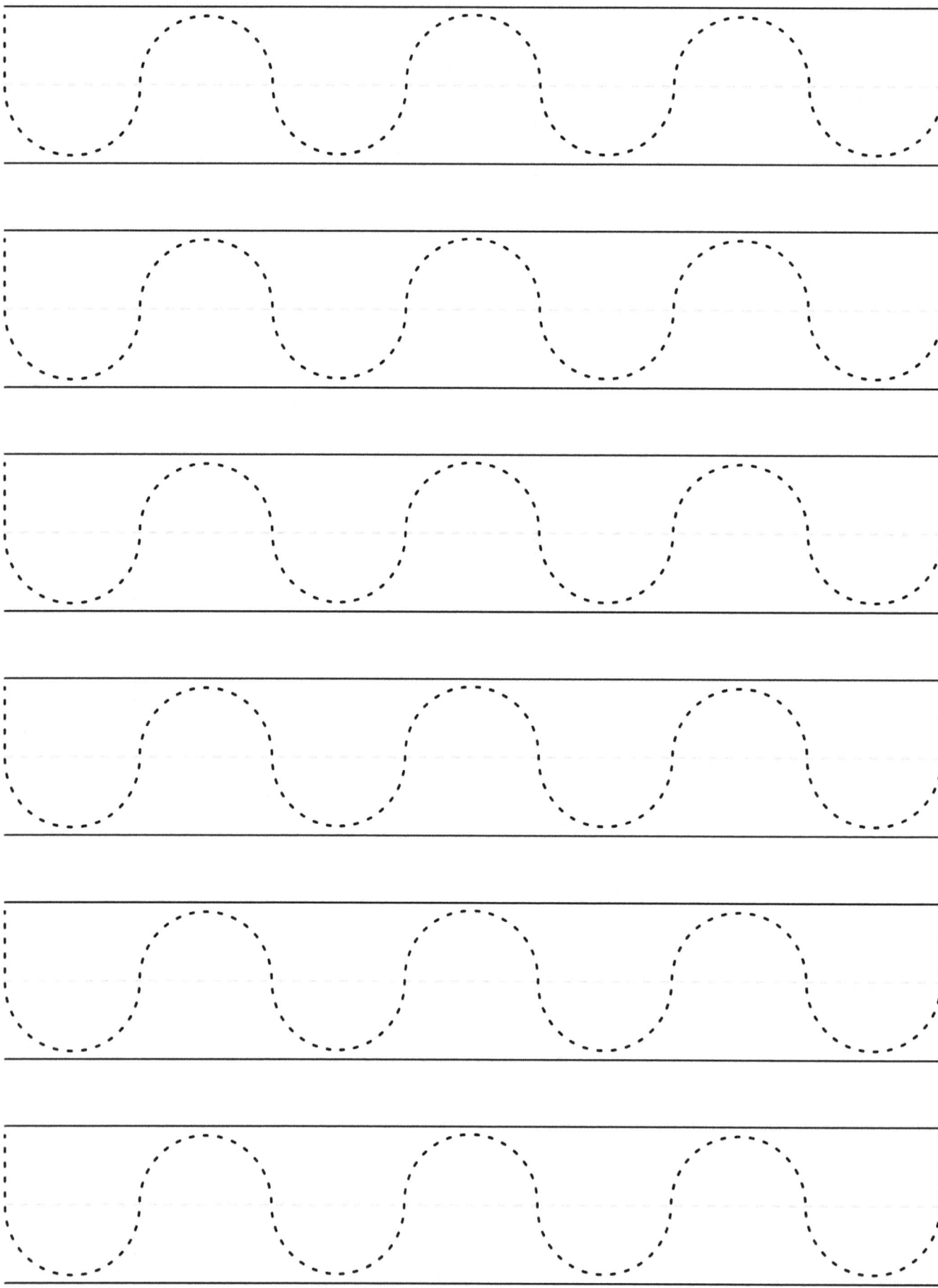

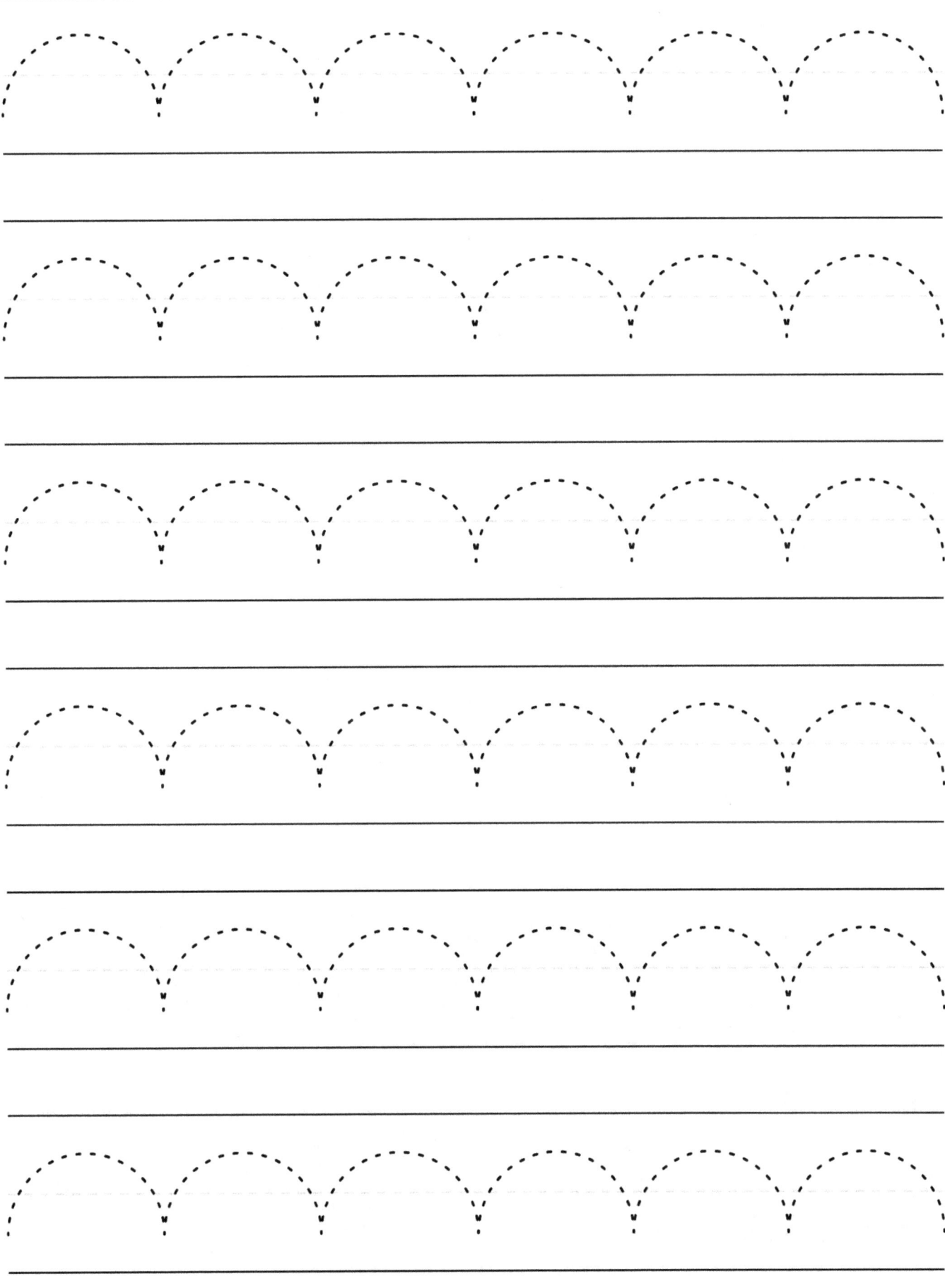

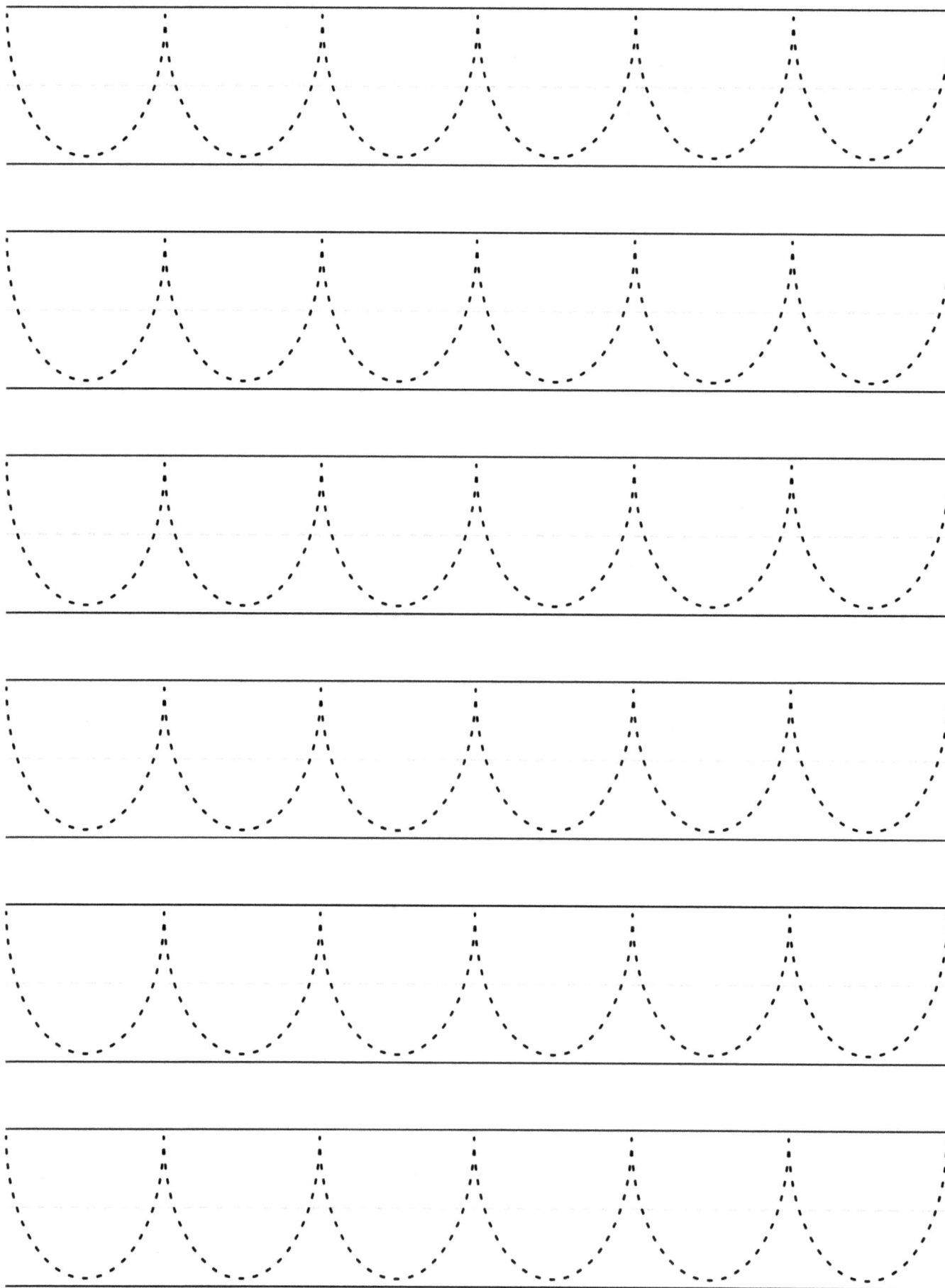

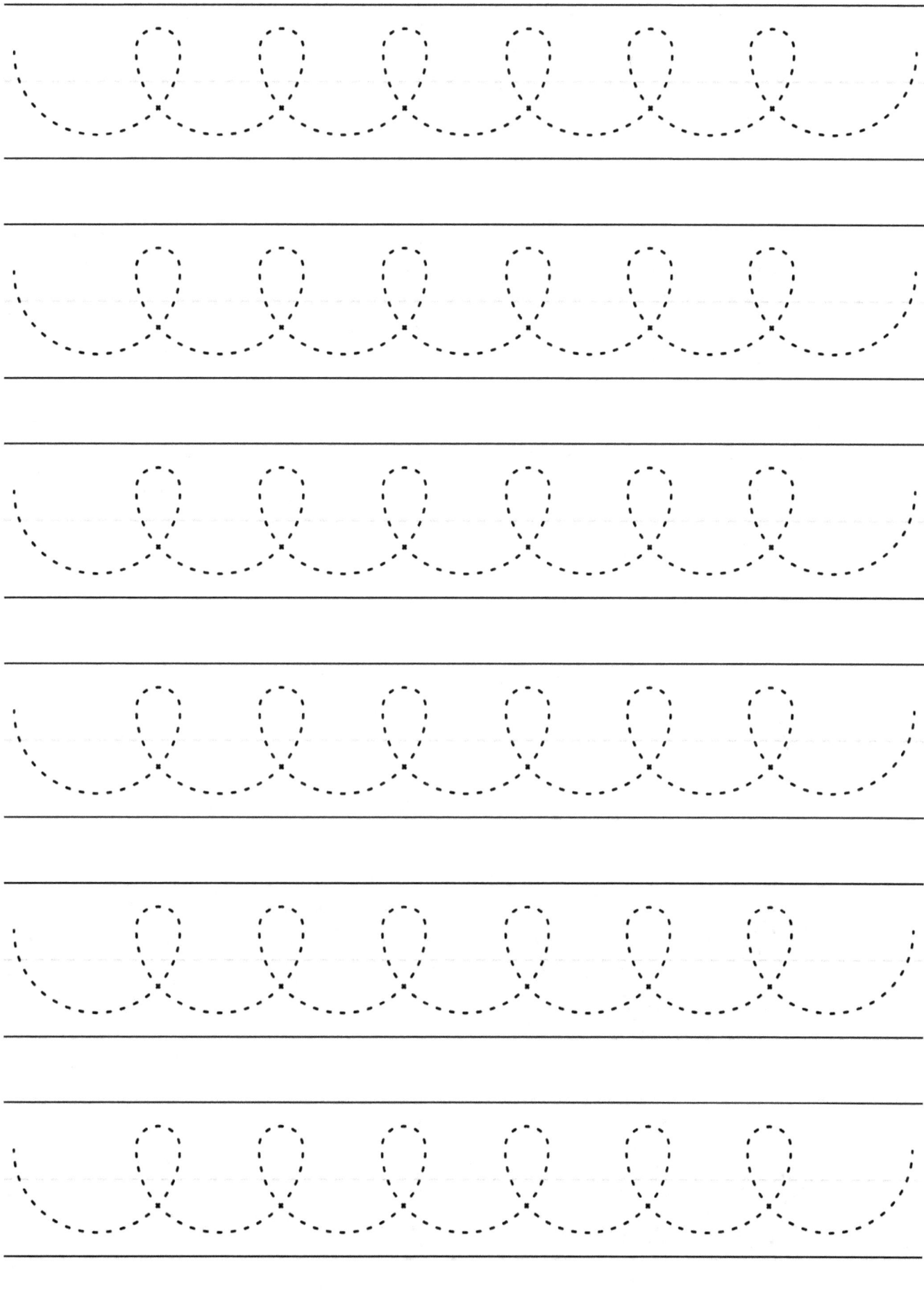

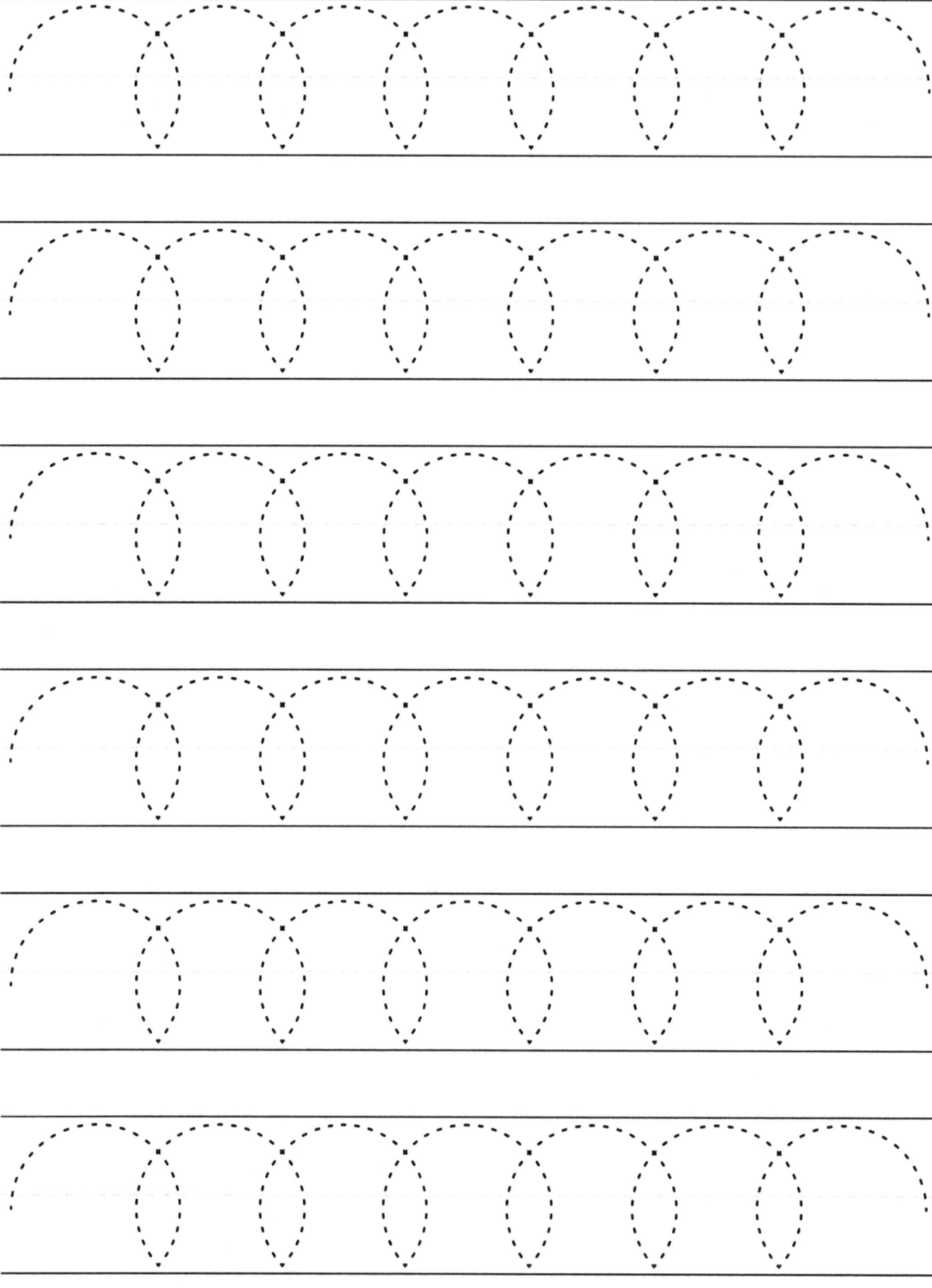

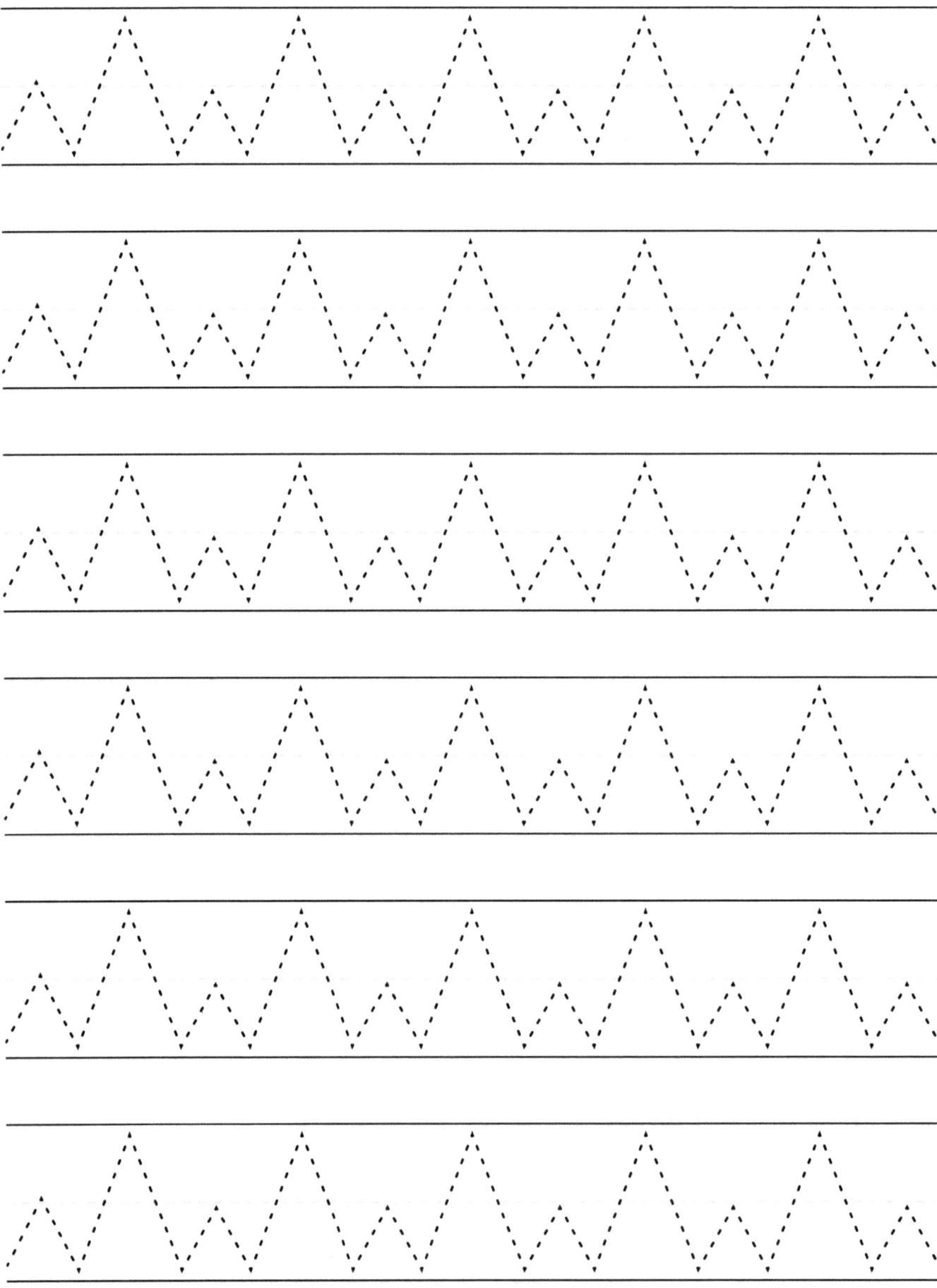

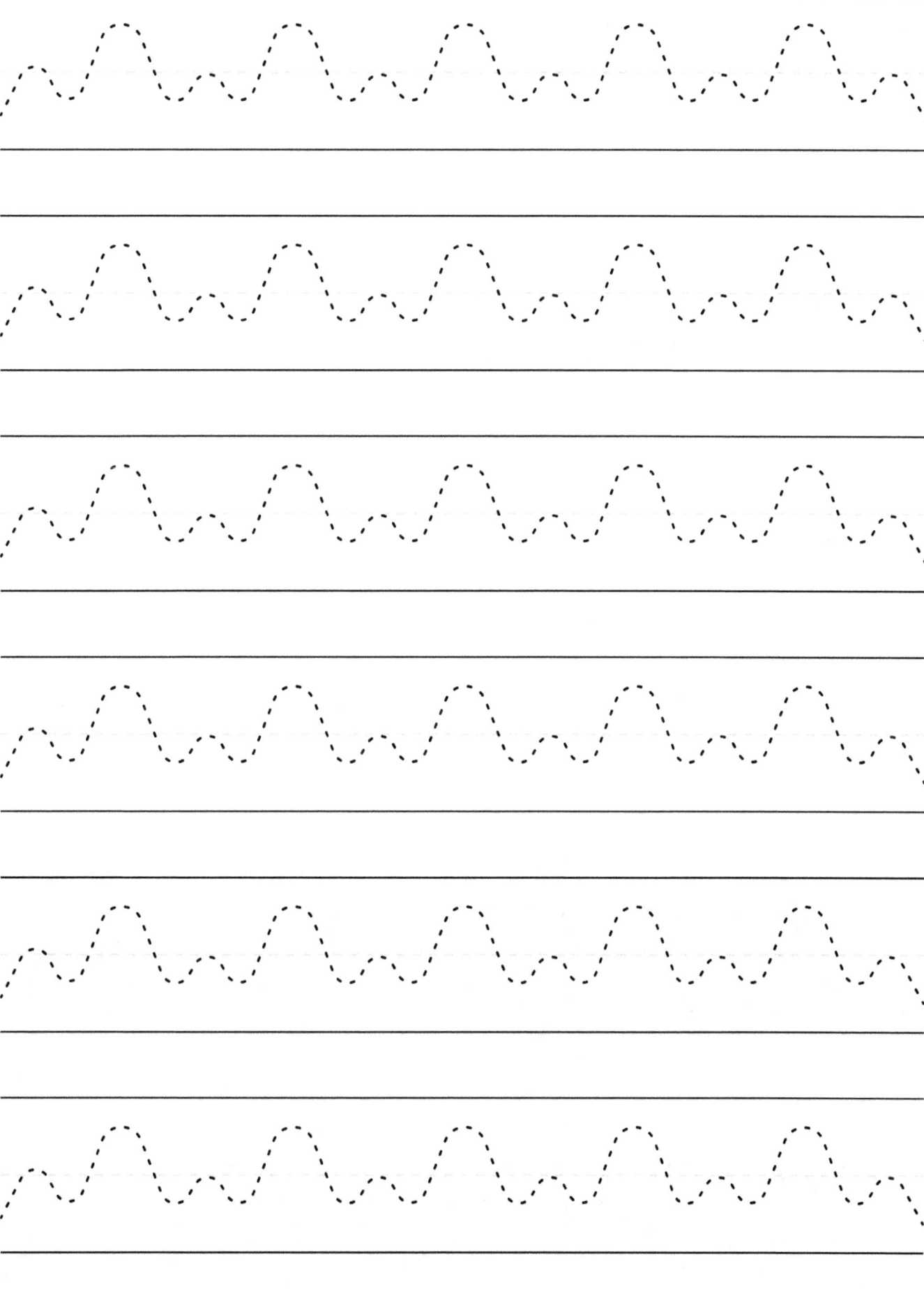

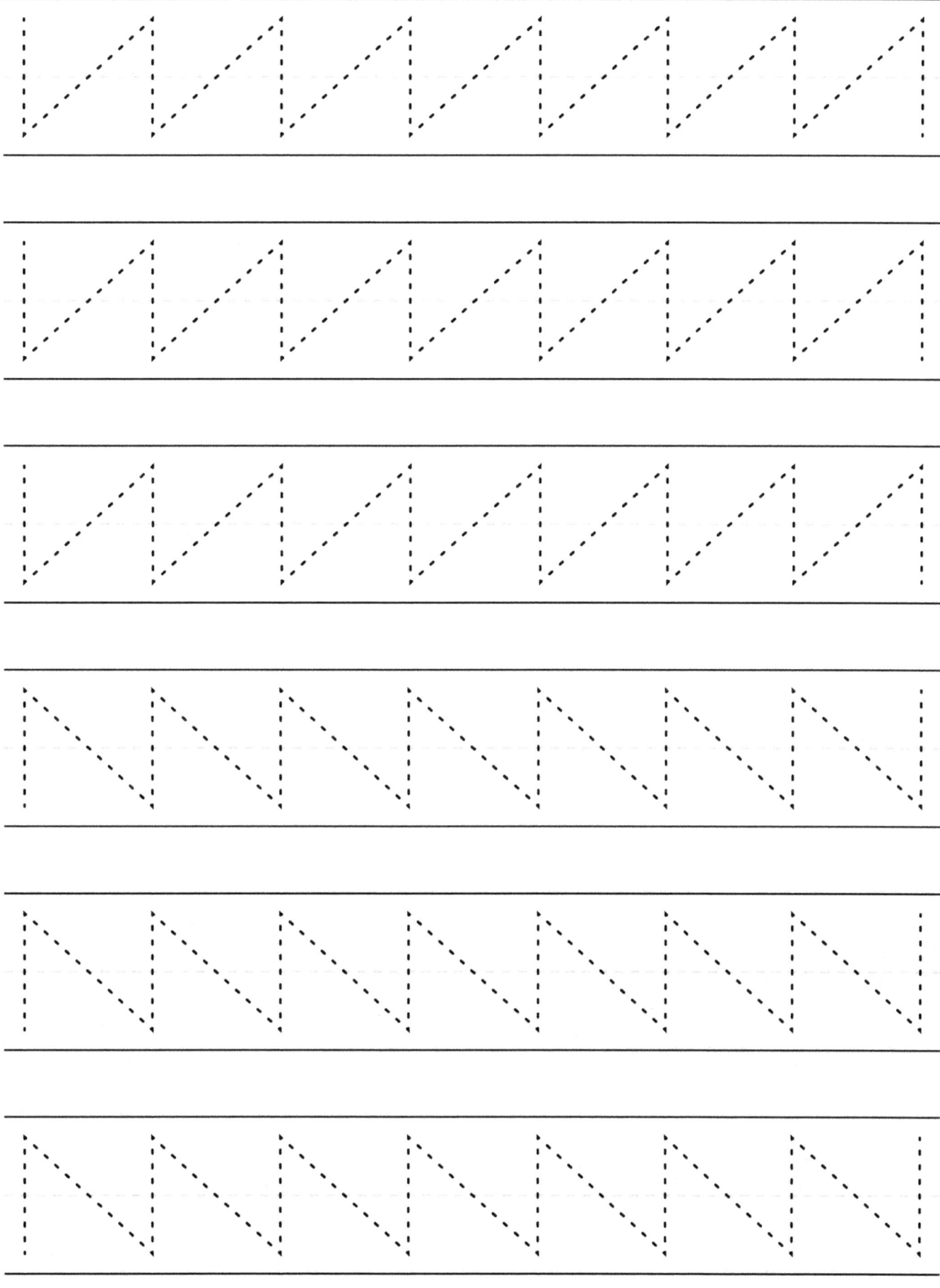

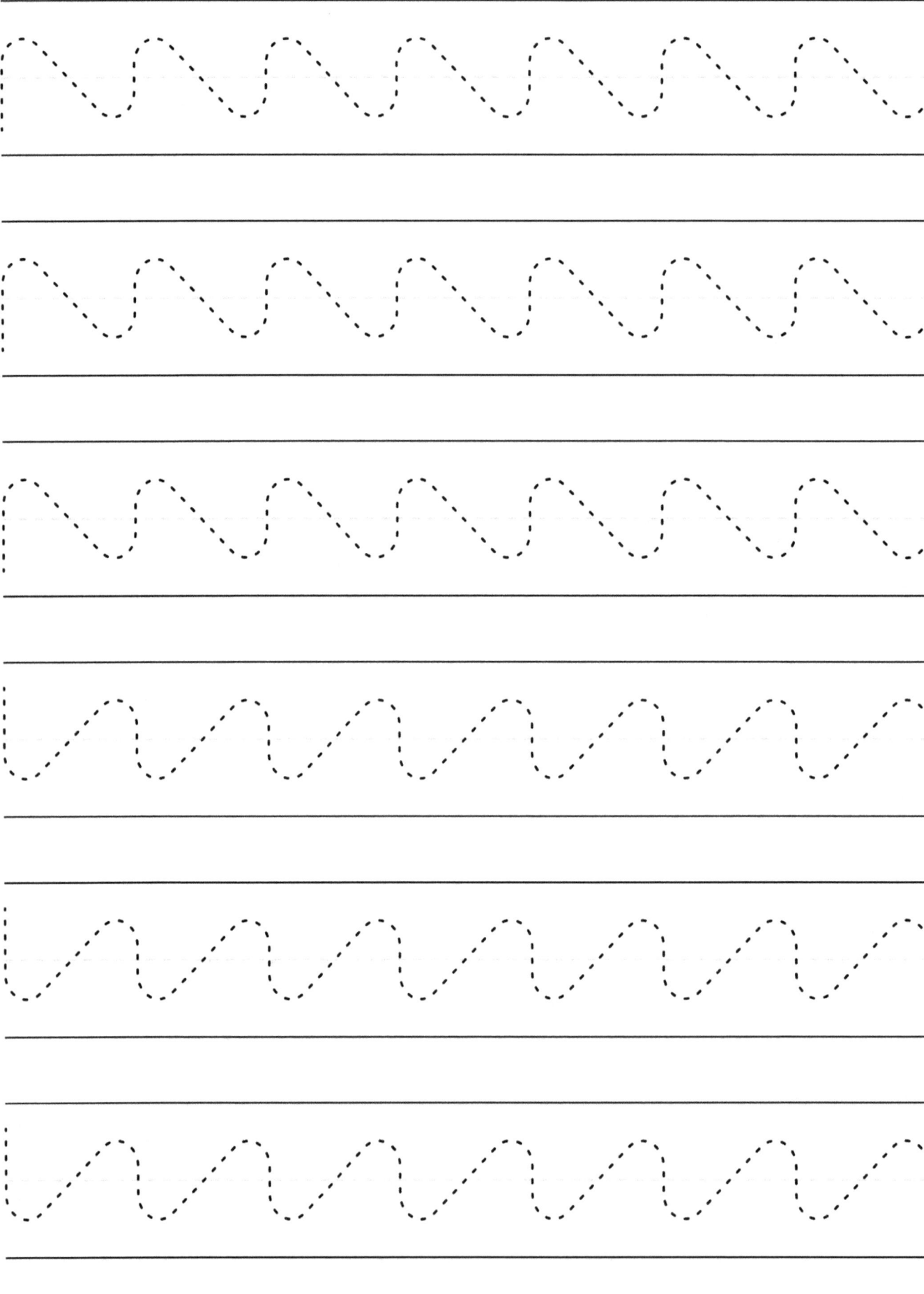

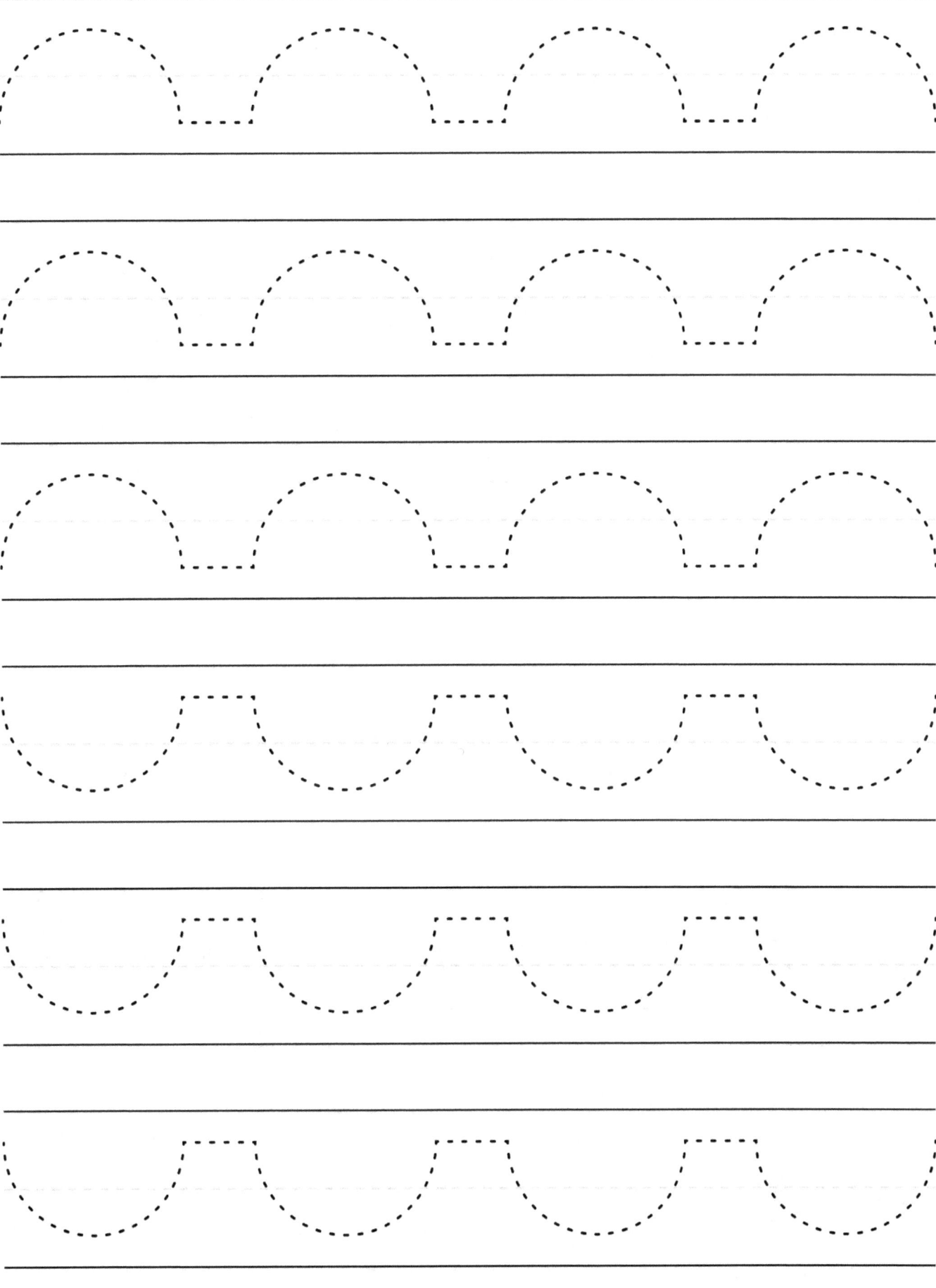

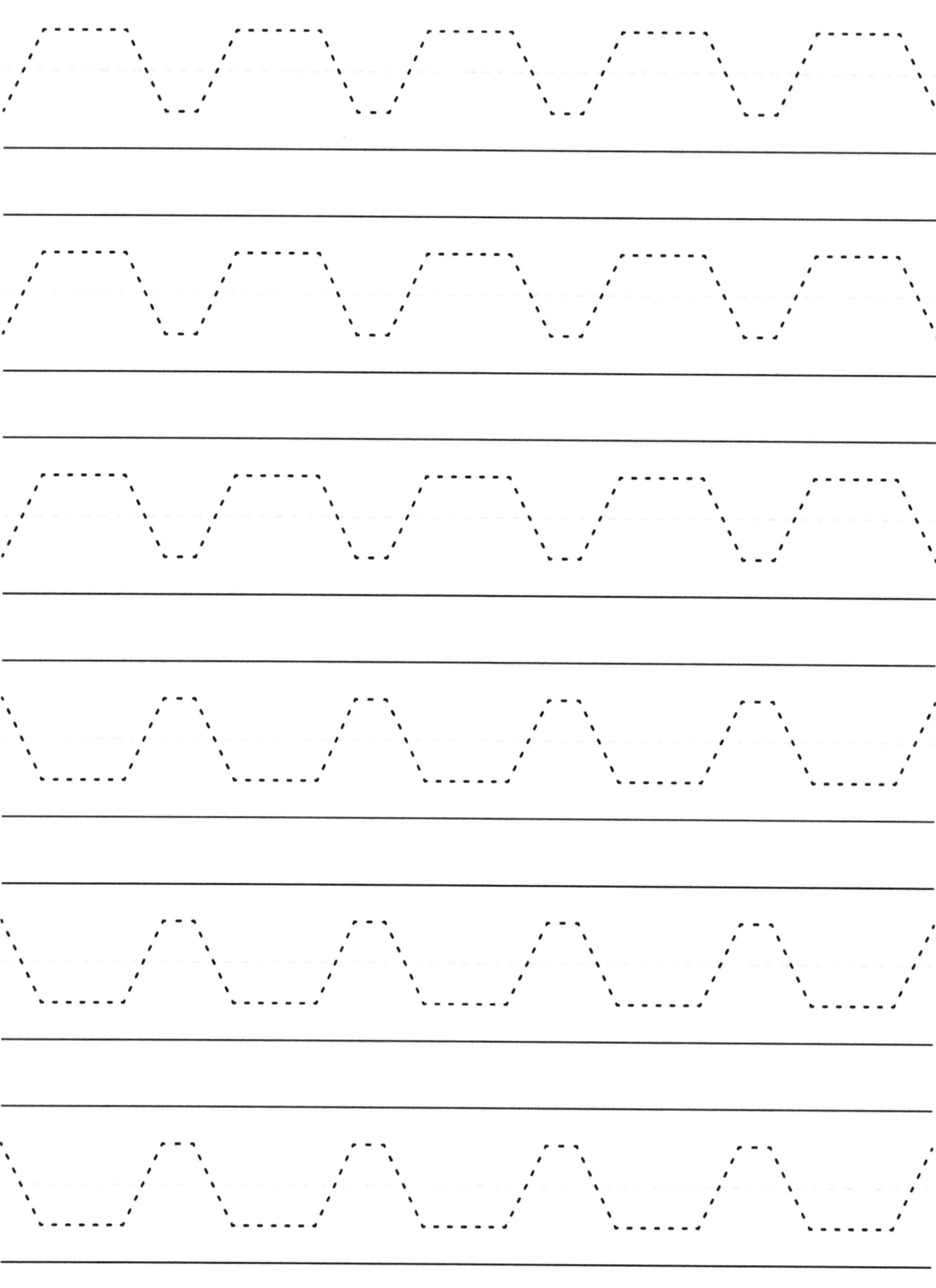

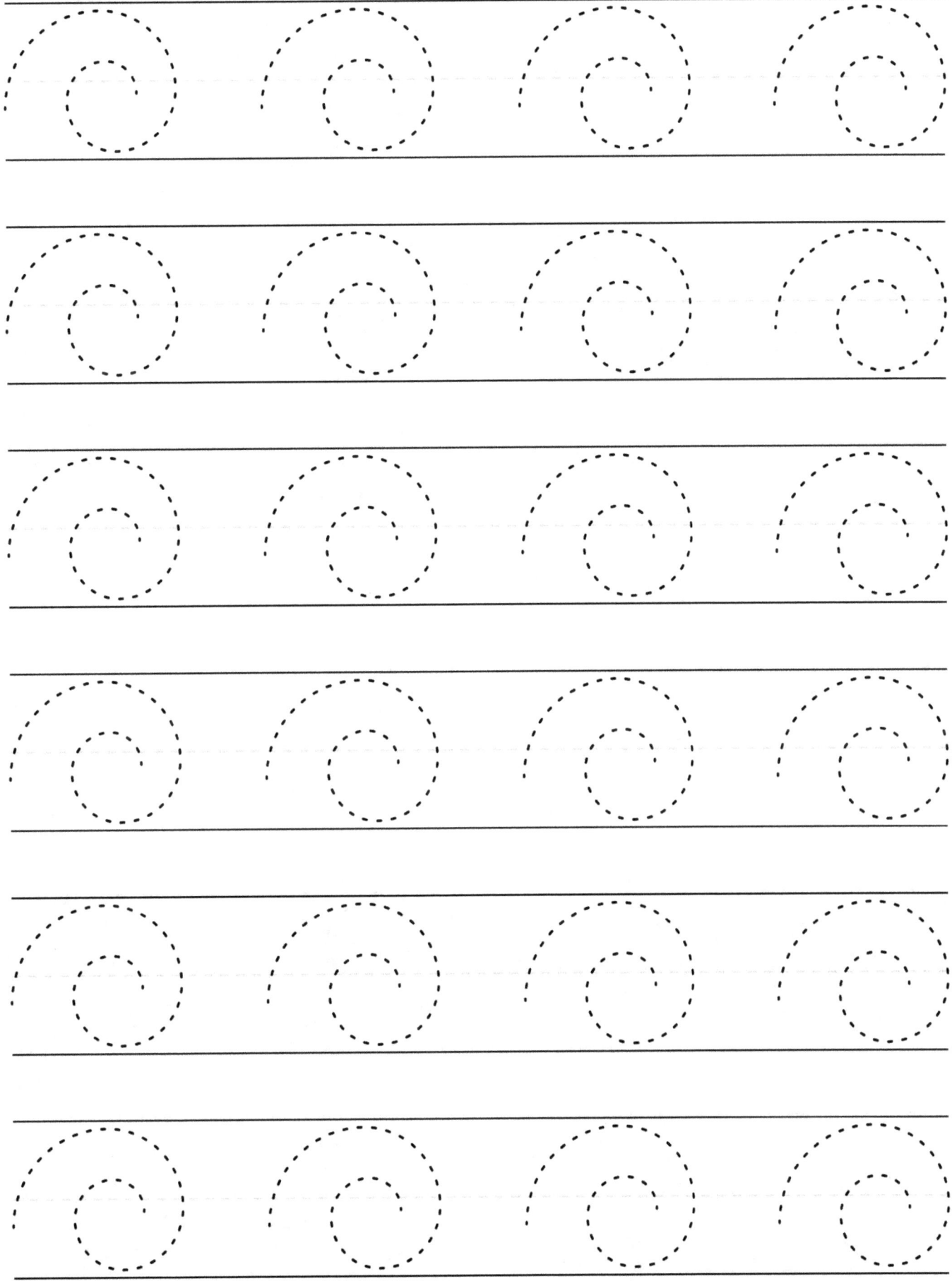

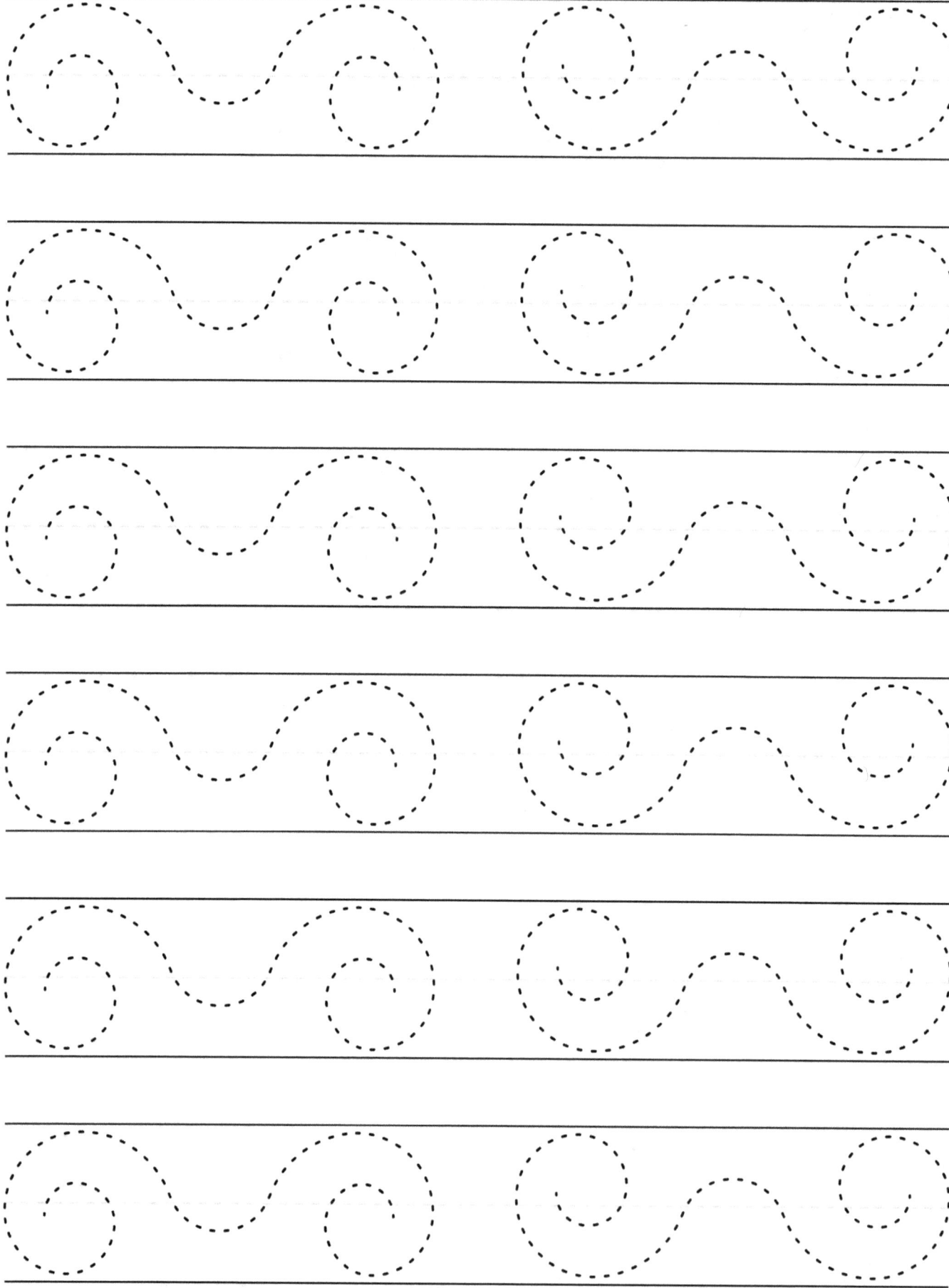

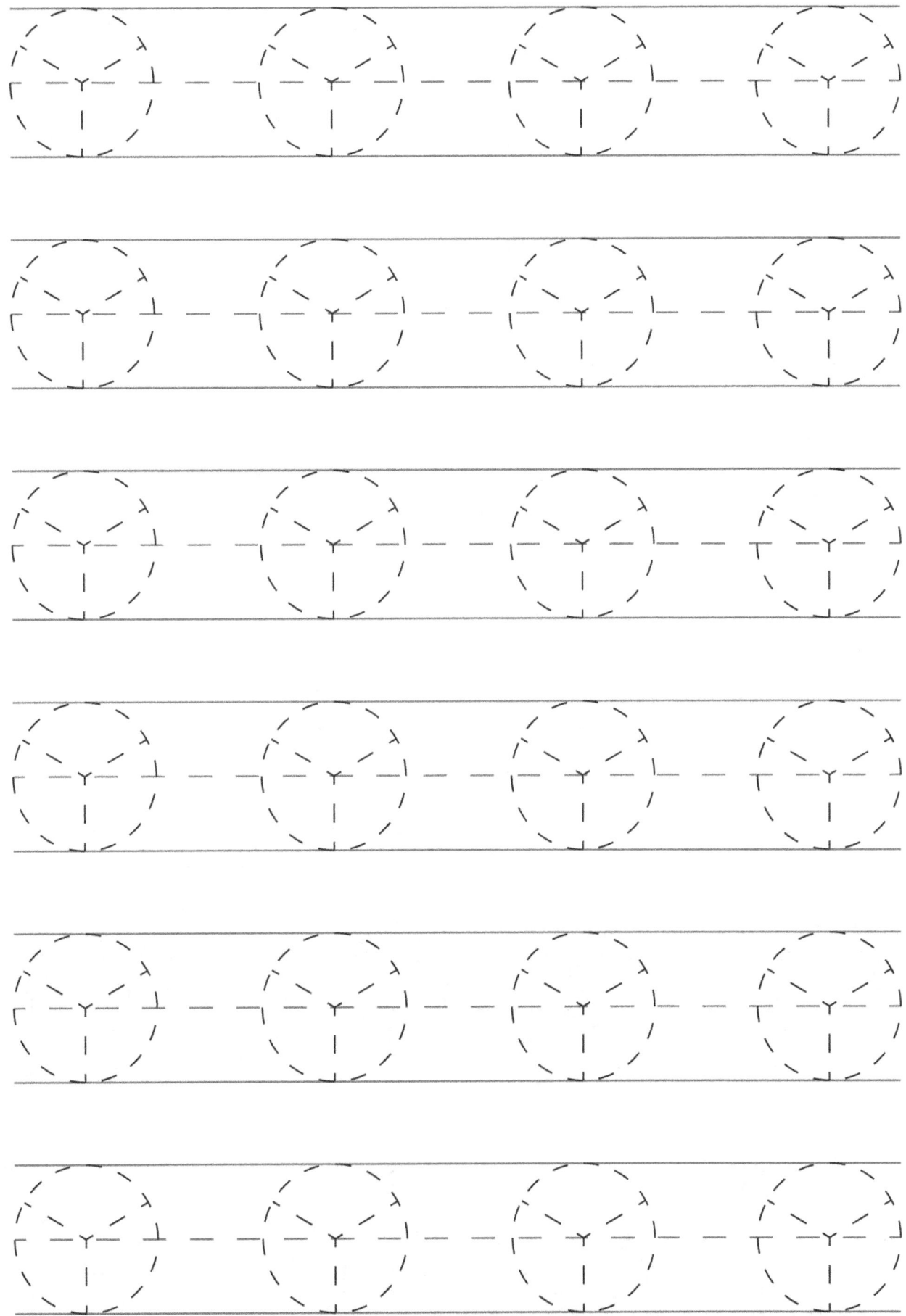

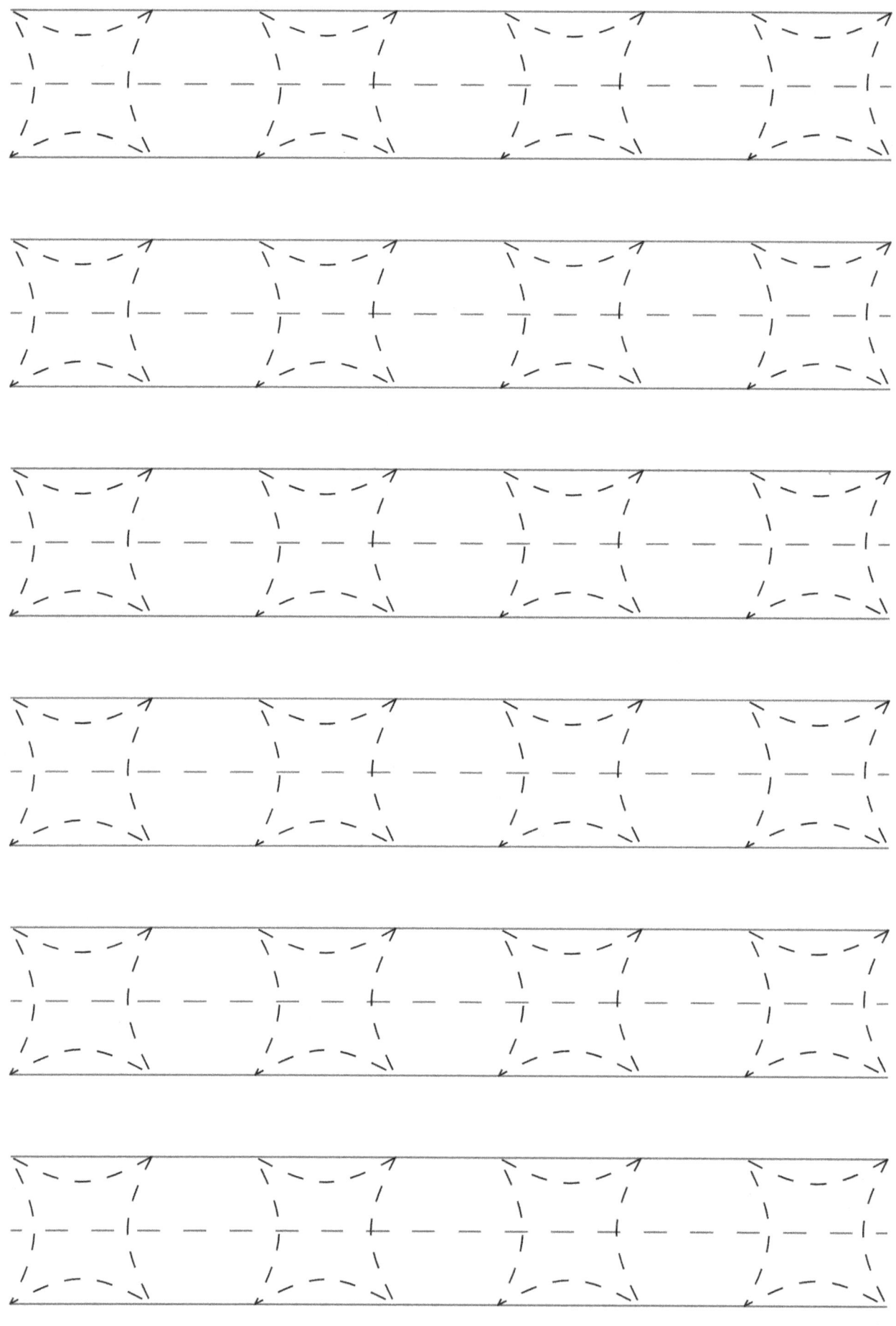

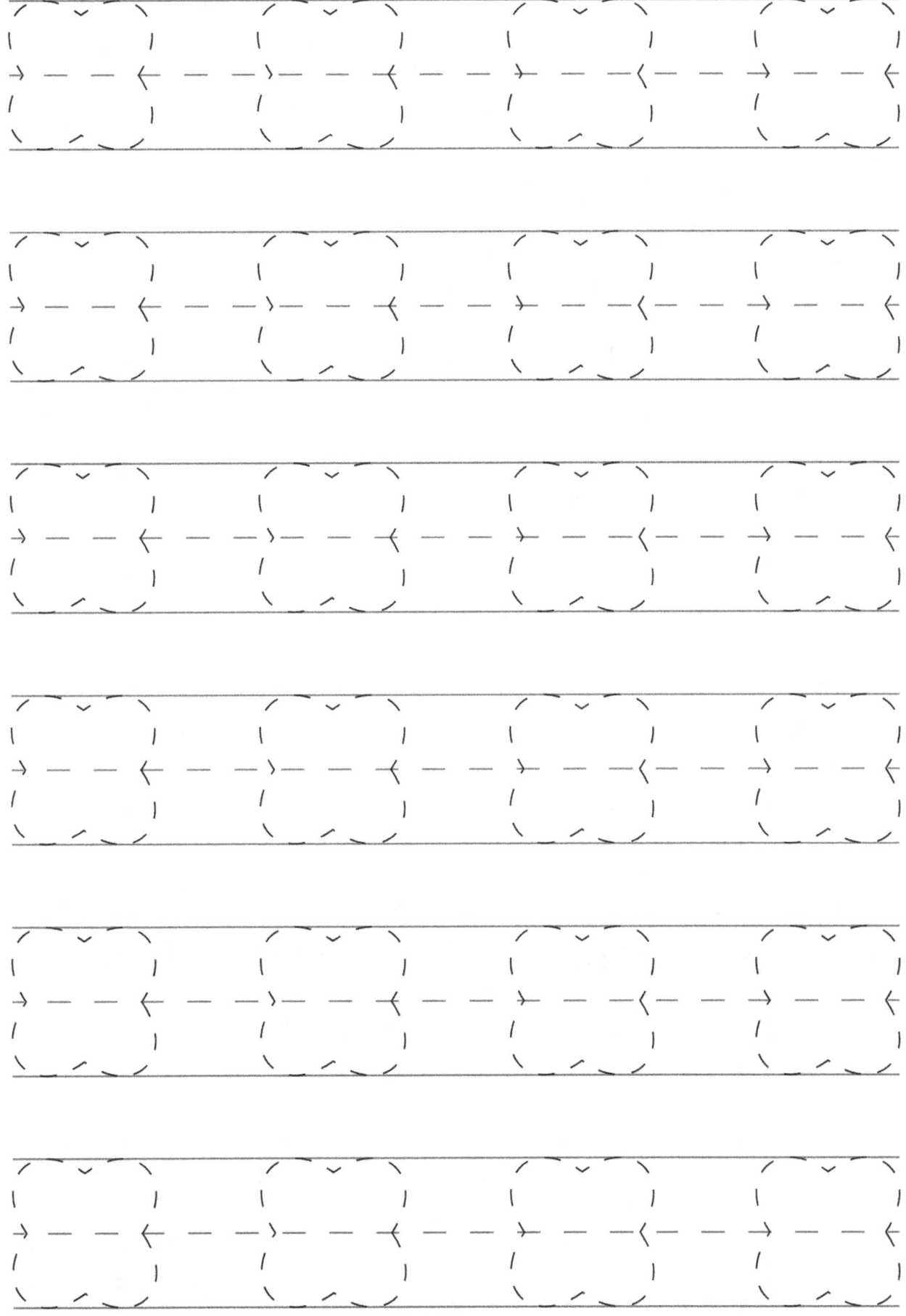

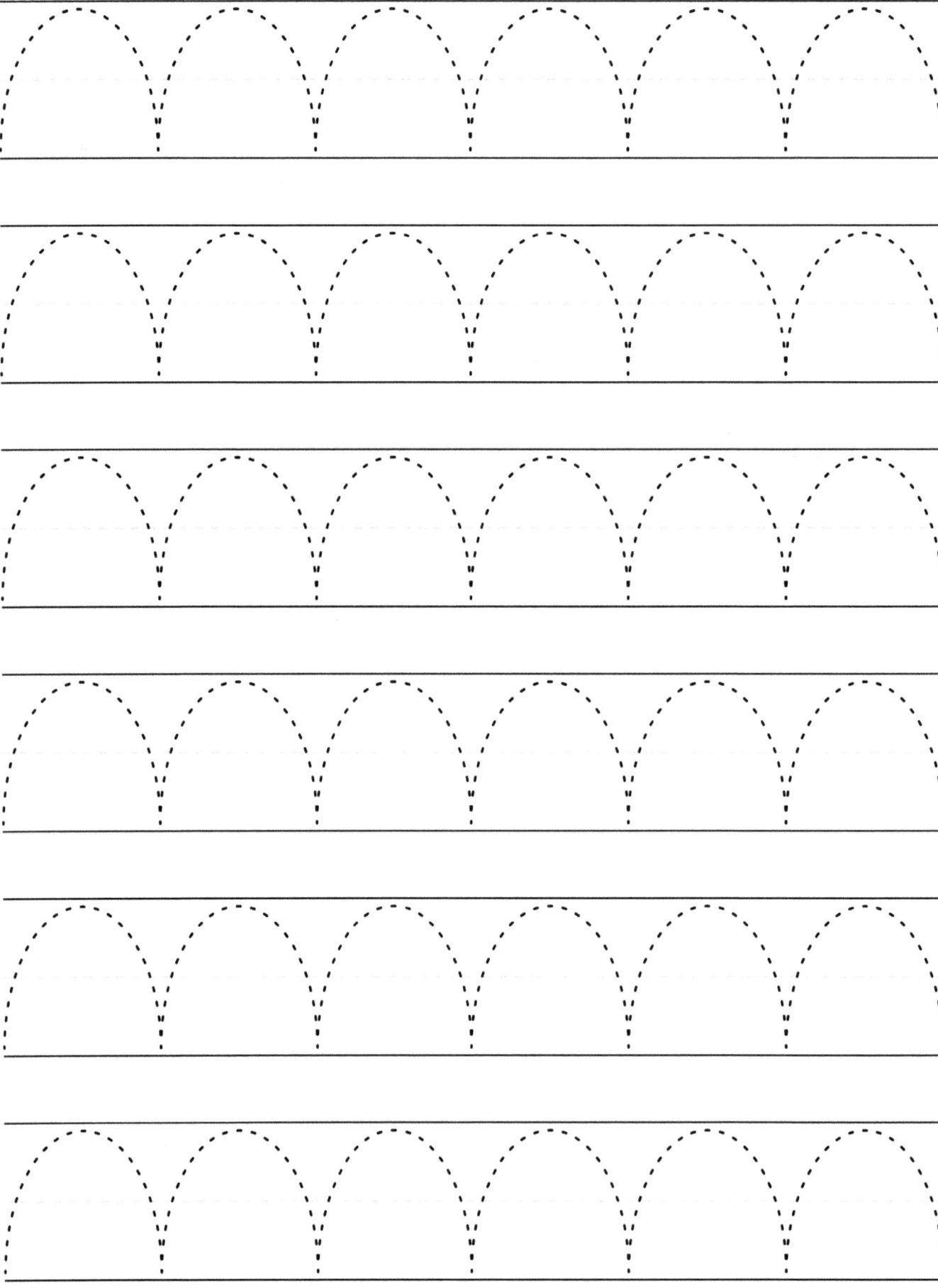

TONGUE TWISTERS

Tongue Twisters

1. A big black bear sat on a big black rug
2. A lump of red lead.
3. A snake sneaks to seek a snack.
4. Ape cakes, grapes cakes.
5. Cooks cook cupcakes quickly.
6. Crisp crust crackles.
7. Elegant elephants!
8. Eleven benevolent elephants.
9. Eleven elves.
10. Blake the baker bakes black bread.
11. I scream you scream, we all scream for ice cream.
12. I thought I thought of thinking of thanking you.
13. I wish to wash my Irish wristwatch.
14. Lump of red leather. A red leather lump.
15. Many an anemone sees an enemy anemone.
16. The sad soldier should shoot soon.
17. The sixth sick sheik's sixth sheep's sick.

Tongue Twisters

18. Vera vocalizes, venting, verbal vanity.

19. Kinky kite kits. Kinky kite kits. Kinky kite kits.

20. Susie's shirt shop sells preshrunk shirts.

21. Vincent vowed vengeance very vehemently.

22. Paul, please pause for proper applause.

23. Linda-Lou Lambert loves lemon lollipop lipgloss.

24. Gale's great glass globe glows green.

25. Horrible Heidi hears hairy Horace holler.

26. How can a clam cram in a clean cream can?

27. How hollow Helen Hull hobbles on hills!

28. Gilbert grabbed a golden globe, giving it to Gilda.

29. Flat flying fish fly faster than flat flying fleas.

30. Fred fed Ted bread and Ted fed Fred bread

31. Four furious friends fought for the phone.

32. Eight eager eagles ogled old Edgar.

33. Elizabeth has eleven elves in her elm tree.

34. Ere her ear hears her err, her ears err here.

Tongue Twisters

35. Each Easter Eddie eats eighty Easter eggs.
36. Crying came the crone creeping from the cold cafe.
37. Bob bought a bleached blue-beaded blaze
38. Betty's big bunny bobbled by the blueberry bush.
39. Gobbling gargoyles gobbled gobling goblins.
40. The mind mixed a medicine mixture.
41. The glum groom grew glummer.
42. The wild wind whipped White from the wharf.
43. I looked right at Larry's rally and left in a hurry.
44. Sixty-six sick six-shooters
45. Victor's friend Vincent rinsed his vests in vinegar.
46. Myrtle made moist, Mango muffins mostly meant for Mina.
47. Naughty nighthawks noisily, narrowly neared Nina.
48. Ninety-nine knitted knick-nacks were nicked by ninety-nine knitted knick-nack nickers.
49. No need to light a night-light On a light night like tonight.
50. Please prepare the paired pared pears near the unprepared pears near the pool.